彩色图解版

就／业／金／手／指／系／列

推荐用书

中国家庭服务业协会母婴生活护理专业委员会
广东省家庭服务业协会

养老护理员
从入门到精通

马水学 主编
赵惠萍 陈 挺 主审

U0211444

化学工业出版社

·北京·

《养老护理员从入门到精通》主要介绍了养老护理员岗位认知、老人饮食照料、老人排泄照料、老人睡眠照料、老人清洁照料、老人安全保护、老人常见疾病护理、老人给药护理、生命体征的测量与观察、常规消毒与冷热应用、老人心理健康护理、老人临终护理等方面的内容。本书图文并茂，浅显易懂，实用性强。

　　本书不仅为养老护理员提供工作指引，更为从事养老护理行业的从业人员提供实操的步骤、方法、细节及技巧。

图书在版编目（CIP）数据

　　养老护理员从入门到精通：彩色图解版/马水学
主编． —北京：化学工业出版社，2018.7（2025.2重印）
　　（就业金手指系列）
　　ISBN 978-7-122-32143-5

　　Ⅰ．①养… Ⅱ．①马… Ⅲ．①老年人-护理学-
图解 Ⅳ．①R473-64

　　中国版本图书馆CIP数据核字（2018）第096800号

责任编辑：陈　蕾　　　　　　　　　　　装帧设计：尹琳琳
责任校对：宋　玮

出版发行：化学工业出版社（北京市东城区青年湖南街13号　邮政编码100011）
印　　装：河北京平诚乾印刷有限公司
889mm×1194mm　1/24　印张8¹/₂　字数219千字　2025年2月北京第1版第11次印刷

购书咨询：010-64518888（传真：010-64519686）　　售后服务：010-64518899
网　　址：http://www.cip.com.cn
凡购买本书，如有缺损质量问题，本社销售中心负责调换。

定　　价：39.80元

序

2015年7月国家标准委员会批准发布了《家政服务母婴生活护理服务质量规范》和《家政服务机构等级划分及评定》两项国家标准，意在对家政市场进行规范化管理。这是对家政行业的一次挑战，也是行业跨越式发展的一个良好契机。因为不论是家政服务机构还是家政从业人员，都应不断提升自己的服务水平和技能，应对市场的考验和挑战。

随着二孩政策的全面放开，我国将迎来一次生育高峰，这对家政行业尤其是月嫂服务的需求将大幅增加，同时也提出了更高的要求。

《家政服务母婴生活护理服务质量规范》（以下简称《规范》）对不同级别护理服务的工作内容、护理技能及服务人员要求都做出了明确的规定，对母婴生活护理员提出了包括年龄、文化程度、服务技能、卫生习惯、职业培训等一系列基本要求，并将母婴生活护理服务分为一至五星级和金牌级共六级。《家政服务机构等级划分及评定》把家政服务机构从低到高划分为A、AA、AAA、AAAA、AAAAA五个星级，由国家标准委下设的专门机构来进行打分、评级，最终按评定结果对各家服务机构挂牌。未来，消费者根据挂牌情况，就可以确认各家政服务机构的级别水准。

同时，为积极开展应对人口老龄化行动，推动老龄事业全面协调可持续发展，健全养老体系，根据《中华人民共和国老年人权益保障法》和《中华人民共和国国民经济和社会发展第十三个五年规划纲要》，国务院制定了《"十三五"国家老龄事业发展和养老体系建设规划》。

针对市场的变化和新标准的实施，本套丛书作者，中国家庭服务业协会母婴生活护理专业委员会常务副主任、金贝贝母婴连锁机构（中国·深圳）创办人马水学组织相关专家编写了"就业金手指系列"丛书，包括《金牌月嫂从入门到精通》（彩色图解版）、《高级育婴师从入门到精通》（彩色图解版）、《家政服务员从入门到精通》（彩色图解版）、《催乳师从入门到精通》（彩色图解版）、《养老护理员从入门到精通》（彩色图解版）5个分册。丛书以家政服务新国标为准绳，详细论述了月嫂、育婴师、催乳师、家政服务以及养老护理员的工作职责、工作标准及工作内容，该套丛书是作者十几年理论研究和实践应用成果的系统总结，强调理论研究与工作实际的紧密结合构成了本套丛书的重要特点，作者不仅深化了理论研究，而且明确了家政行业的发展方向。

本套丛书的出版，将有助于推动家政服务新国标在我国的推进和实施，对行业的发展起到积极的促进作用。

中国家庭服务业协会
母婴生活护理专业委员会主任

前　言

国家标准委员会批准发布《家政服务母婴生活护理服务质量规范》（以下简称《规范》）和《家政服务机构等级划分及评定》两项国家标准，意在对家政市场进行规范。

《家政服务机构等级划分及评定》把家政服务机构从低到高划分为A、AA、AAA、AAAA、AAAAA五个星级，字母数量越多，表示家政服务机构的综合实力越强。家政服务机构要有对服务员进行培训的场所，并对所有服务员进行岗前培训；能够每年组织服务员进行健康查体；能够为服务员办理第三方保险。这份国标依据家政服务机构在综合实力、人力资源、业务管理、服务质量这4个方面的指标，总共设定1000分。对于家政服务机构的评分，将由国家标准委下设的专门机构来进行打分、评级，最终按评定结果对各家服务机构挂牌。未来，消费者根据挂牌情况，就可以确认各家政服务机构的级别水准。

不论是家政服务机构还是家政从业人员，都应不断提升自己的服务水平和技能，应对市场的考验和挑战。家政服务是一项专业性、技能性很强的服务，需要多种知识和技能的综合运用，从目前家政从业人员来看，大部分年龄偏大，文化程度及技能偏低，她们虽会做一些家事，但与现代社会要求的规范的家政服务还有很大距离，因此，建立科学严密的家政培训体系是每个家政服务公司保证服务质量，促进企业发展的前提。通过提高师资水平，不断提升培训水平，完善培训内容。最大限度地满足学员学习需求和社会需求，提升家政从业人员整体素质。

基于此，中国家庭服务业协会母婴生活护理专业委员会副主任、金贝贝母婴连锁机构（中国·深圳）创办人马水学主持编写了《养老护理员从入门到精通》（彩色图解版）一书。全书图文并茂，浅显易懂。不仅为养老护理员提供工作指引，更提供实操的工作开展的步骤、方法、细节、技巧，相信新从业的养老护理员阅读后也有助于快速进入工作状态、快速地成长，更好地服务雇主！

本书由马水学主编，参与编写和提供帮助的还有丁欢、罗丽萍、余红萍、庄纳、邬静、谭童方、丁红梅、王月英、王群国、陈美华、陈秀琴、陈宇、刘俊、刘云娇、李敏、李宁宁、张桂秀、罗玲、周立平、齐艳茹、赵艳荣、何春华、黄河、黄美、黄祝扬、匡琳、匡仲潇。在此对他们一并表示感谢！

本书适合于养老护理服务从业人员参考使用。由于时间仓促，加上编者水平有限，如有不妥之处，敬请指正。

编　者

目录

第 1 章

养老护理员岗位认知

1.1 养老护理员的职业定义

养老护理员是指对老人生活进行照料、护理的服务人员。养老护理的基本任务是根据老人的生理和心理特点及社会需要，为老人提供如下图所示的常用护理技术。

养老护理的基本任务

根据国家统计局发布的数据，2016年我国60周岁及以上人口23086万人，占总人口的16.7%；65周岁及以上人口15003万人，占总人口的10.8%。未来，这一比例还将大幅增加。因此，养老护理员也就成为新的热门职业。为使此行业更加规范，国家有关部门根据相关规定制定了《养老护理员国家职业技能标准》，今后凡从事老年护理工作的人员均要通过专业培训，取得职业资格证书后才能上岗。

1.2 养老护理员的职业等级

2011年11月，人力资源和社会保障部会同有关部门制定了养老护理员等4个国家职业技能标准，对养老护理员的职业等级进行了分类，将养老护理员分为初级、中级、高级、技师四个级别。

相关链接

养老护理员的鉴定要求

◆ 适用对象

从事或准备从事本职业的人员。

◆ 申报条件

——初级（具备以下条件之一者）

（1）经本职业初级正规培训达规定标准学时数，并取得结业证书。

（2）在本职业连续从事见习工作2年以上。

（3）本职业学徒期满。

——中级（具备以下条件之一者）

（1）取得本职业初级职业资格证书后，连续从事本职业工作3年以上，经本职业中级正规培训达规定标准学时数，并取得结业证书。

（2）取得本职业初级职业资格证书后，连续从事本职业工作5年以上。

（3）连续从事本职业工作7年以上。

（4）取得经人力资源和社会保障行政部

门审核认定的、以中级技能为培养目标的中等以上职业学校本职业（专业）毕业证书。

——高级（具备以下条件之一者）

（1）取得本职业中级职业资格证书后，连续从事本职业工作4年以上，经本职业高级正规培训达规定标准学时数，并取得结业证书。

（2）取得本职业中级职业资格证书后，连续从事本职业工作7年以上。

（3）取得高级技工学校或经人力资源和社会保障行政部门审核认定的、以高级技能为培养目标的高等职业学校本职业或相关专业毕业证书。

（4）取得本职业中级职业资格证书的大专以上本专业或相关专业毕业生，连续从事本职业工作2年以上。

——技师（具备以下条件之一者）

（1）取得本职业高级职业资格证书后，连续从事本职业工作5年以上，经本职业技师正规培训达规定标准学时数，并取得结业证书。

（2）取得本职业高级职业资格证书后，连续从事本职业工作8年以上。

（3）取得本职业高级职业资格证书的高级技工学校本职业（专业）毕业生，连续从事本职业工作2年以上。

1.3 养老护理员的素质要求

养老护理员需具备以下基本素质。

1. 一定的基本知识

养老护理员必须掌握以下基本知识。

（1）老人护理基础知识。具体包括老人生理、心理特点，老人的护理特点，老人的常见疾病，老人的营养需求，养老护理员职业工作须知。

（2）老人护理相关法律、法规知识。具体包括老人权益保障法的相关知识，劳动法的相关知识，其他相关法律、法规。

2. 健康的心理素质

具备良好的心理素质，是做好护理工作的保障。

（1）观察能力。观察能力是优秀护理员的重要心理素质之一。护理员需通过自己的感觉器官和自身知识，了解老人病情特点，不仅可以根据老人呼吸、脉搏、体温、血压、皮肤颜色等生理指标获取信息，还应从老人（病人）的表情、举止中去发现他们的内心活动，预感其痛苦和需求。

（2）独立思维能力。护理员的工作大部分需要个人独立完成，这就要求护理员有较强的独立思维能力，能对病人病情的发生、发展做到心中有数，沉着应对，忙而不乱。

3. 良好的人际沟通能力

护理工作需要与社会及老人（病人）家庭成员打交道，这就要求护理员不断增强语言表达能力，学会与服务对象及其他人员友好相处，在工作中以诚相待，善于与他人协作完成任务。

在护理过程中，护理员与老人接触时间最长，如果能与老人建立良好的人际关系，将有利于护理工作的顺利进行，同时也有利于老人的身心健康。

4.健康的生活方式

一名合格的护理员必须有健康的生活方式，能自觉调控自己的行为与情绪，能以一种良好的心理状态投入到工作中，使老人受到感染，体验到积极向上的心境，从而有利于他们的身心健康。

1.4 养老护理员的职业守则

养老护理员应遵守以下职业守则。

1.尊老敬老，以人为本

养老护理员在工作中要处处为老人着想，在实际行动中体现以老人为本的服务理念，使老人从养老护理员的工作中感受到尊敬与关怀。

2.服务第一，爱岗敬业

养老护理员的工作对象是老人，为老人服务是第一位的。老人的需要就是对养老护理员的要求，时时处处为老人着想，急老人所急，想老人所想，全心全意为老人服务是养老护理员职业素质的基本要求。只有树立

"服务第一"的思想，将其作为工作行为的指导，并落到实处，才能赢得信任和社会赞誉。

3.遵章守法、自律奉献

（1）遵章守法。首先，树立严格的法制观念，认真学习和遵守国家的法律、法规，特别是有关尊老、敬老和维护老人权益的法律、法规，使自己的一言一行，都符合法律、法规的要求，做遵章守法的好公民。其次，要遵守社会公德，遵守社会活动中最简单、最起码的公共生活准则。最后，要遵守养老护理员的职业道德和工作须知，爱老、敬老，热忱地为老人服务。

（2）自律奉献。首先，严格要求自己，一心为老人着想，把为老人服务作为准则。其次，积极进取，刻苦钻研，努力学习和掌握工作技能，不断提高养老护理工作的质量。

1.5 养老护理员服务礼仪规范

礼仪是指人们在社会交往活动中共同遵循的，最简单、最起码的道德行为规范，是一个人文化修养、精神面貌的外在表现。一个人在社会生活中要与他人接触，其礼仪的表现将会使他人产生很强的知觉反应，能给人留下深刻的印象。良好的礼仪修养能强化人际间的沟通，建立良好的人际关系；反之，不但会损害自己的形象，而且会影响人际关系。

养老护理员必须遵守以下礼仪要求。

1.着装整洁、庄重大方

养老护理员的工作对象大多是具有丰富社会经验和阅历的老人，他们见多识广，一般都有良好的审美观，所以养老护理员在工作中一定要注意着装、修饰、行为举止和个人卫生。

（1）服装要清洁、整齐，在养老机构应着工作装，若在老人家庭工作则服装要庄重、大方、合体，夏天着衣不可过多地裸露，衣服要经常清洗、晾晒，以保持整洁。

（2）梳短发时头发以在颈部以上为宜，留长发的养老护理员工作时应把头发梳成发辫。

（3）经常修剪指甲，不留长指甲和染彩色指甲，过长的指甲和色彩鲜艳的指甲，不但会藏匿细菌，也会给老人带来不良刺激，甚至在工作中会不慎损伤老人的肌肤。

（4）应淡妆上岗，切不可浓妆艳抹和佩戴戒指上岗，以防戒指引发老人的交叉感染或身体的损伤。

2.举止端庄、得体

举止是指人的动作、表情。日常生活中的一举一动、一颦一笑都可以称为举止。养老护理员应举止得体，具体要求如下图所示。

养老护理员的举止要求	站立的姿势要端正、挺拔
	走姿步态要轻快、稳健
	坐姿要端正
	穿着整齐干净
	礼貌待人
	态度要真诚和蔼

养老护理员的举止要求

1.6 养老护理员工作须知

养老护理员的服务对象是老年人，在服务过程中要明白自己的工作职责，谨记以下工作须知，做好护理工作。

1.要精心照顾日常生活自理困难的老人

对日常生活自理困难的老人，需要精心照料。

（1）保持老人身体清洁。一些高龄、患病的老人在日常生活中不能保持个人的清洁卫生，需要养老护理员的帮助。

（2）每日护理。早晚要帮助老人洗脸、刷牙；对于戴有活动假牙的老人，要注意假牙的护理；每晚睡前要为老人洗脚，天气热时还要为老人擦身或洗澡。

（3）每周护理。每周要为老人洗头、洗澡1～2次，内衣、床单换洗1～2次。衣服、被褥若被打湿或弄脏要及时更换，以保持皮肤的清洁卫生。

2.注意预防褥疮

（1）对于自己不能活动或长期卧床的老人，要保持床铺平整、清洁，定时更换卧位，一般2小时翻身一次。

（2）协助老人翻身后要观察老人的皮肤有无褥疮。

（3）对肢体瘫痪、大小便失禁的老人要随时协助其更换床单、被褥，以保持老人身体的清洁和舒适，避免发生褥疮。

3.要细心照顾老人的衣着

（1）老人的衣着要合体保暖。

（2）老人外出时要戴帽子。冬季可避免受凉，夏季可遮挡阳光。

（3）老人鞋袜要舒适。夏天适宜穿轻便、宽松或软牛皮便鞋，冬季适宜穿保暖性能好、轻便、防滑的棉鞋，老人的袜子应为宽口的棉制品。

4.对老人的饮食照顾要周到

（1）饮食照顾要周到。老人由于牙齿的松动或缺失，对较硬的食物咀嚼困难，吃饭慢，食量少，常常饭没吃完就凉了。养老护理员要及时发现，将饭菜重新加热，食物应煮得软烂、可口。

（2）设法满足老人的营养需要。有的老人味觉与嗅觉功能减退，常感到食物没有味道，影响食欲和进食量，但老人又不能吃过多的盐及糖类，此时养老护理员不但要满足老人的营养需求，还要设法使老人增加进食量，享受进食的愉悦。

（3）注意进食的安全。对不能自理的老人，养老护理员要帮助老人进食。

5.对老人的排泄照顾要耐心

老人活动少，肠蠕动减慢，再加上平时进食、饮水不足，食物过于精细，容易发生便秘，因饮食不当或疾病又易导致腹泻；个别老人因衰老、疾病或肛门、尿道括约肌的神经功能失调易造成大小便失禁等。因此，养老护理员在照顾老人排泄时应熟练和耐心。

6.对老人的睡眠照顾要仔细

（1）老人的睡眠时间要充足。健康的老人每天需要有8小时以上的睡眠，70～80岁的老人每天睡眠应在9小时以上，80～90岁的老人睡眠时间应在10小时以上。

（2）及时发现老人睡眠障碍。睡眠障碍是老人经常发生的健康问题，如失眠、早醒、入睡难等。

7.老人感官系统的功能下降，要特殊照顾

老人的视力、听力减退，使老人与外界的沟通困难，长此以往会对老人的身心健康造成不良影响。养老护理员要设法帮助老人弥补因视力、听力减退造成的困难。

8.要做好安全保护措施

（1）注意环境的安全设施。在布置老人室内及室外环境时，应注意老人的安全，如取暖、用电、沐浴、室内家具、物品等，要从老人的需要考虑，以防不慎造成老人的损伤；养老护理员要强化安全意识，对自理困难的老人要避免其坠床，使用热水袋的老人要防止其烫伤。

（2）了解老人的心理状态。有的老人不服老或是怕麻烦别人，生活中的事情愿意自己动手去做，但又常常不能控制自己的姿势，如自己上凳子、爬高取放物品而发生跌倒摔伤等意外。因此，养老护理员照顾老人时，应根据具体情况给予特殊照顾。

（3）进食中预防误吸、误服。老人在进食、饮水时易发生呛咳、噎食或误食等情况，养老护理员要特别注意。在老人进食、饮水时做好指导，进食应采取坐位或半坐位，对不能坐起的老人将上半身抬高30～50度再进食，以防呛咳、误吸。

（4）做好老人活动时的安全照顾。身体健康的老人经常在室内和户外活动，这有益于老人的身心健康。要选择天气晴朗时外出活动，外出时间不要太长，每次30分钟到1小时，每

日2次，以防老人疲劳。提醒外出老人走路要慢，注意安全，并一直陪伴在身边，以防发生意外。

9.要注意预防感染

老人免疫功能下降，易发生感染性疾病。老人机体免疫功能下降，感染性疾病的发生率明显高于年轻人，尤其是呼吸系统与泌尿系统感染性疾病，因此，在对老人的照顾中要注意预防感染。

（1）注意老人的保暖。

（2）重视口腔及身体各部位的清洁卫生。

（3）经常对老人的生活环境进行清洁。

（4）注意饮食卫生，餐前、便后为老人洗手。

（5）指导老人不要随地吐痰、注意经常洗手等。

（6）能自理的老人要鼓励其锻炼身体，以增强抗病能力，预防疾病。

温馨提示

养老护理员在照顾老人前后也要认真洗手，做好个人防护，避免交叉感染。

10.随时注意观察老人的身体状况

老人机体反应能力下降，患病后常没有典型的临床症状，使得老人患病不易被及时发现，也容易被忽略或误诊，从而不能及时治疗，延误了病情。因此养老护理员应随时注意观察老人的身体状况，如发现异常，即使是最细微的表现，也要引起重视。

1.7 养老护理员的工作安全防护

养老护理员在工作中发生跌跤、肌肉拉伤、腰扭伤，来自老年人或老年人家属伤害的事情时有发生。这些事故发生的原因很多，有员工自身的原因，也有环境因素的原因，为了自身安全，养老护理员要特别注意防护。

1.预防跌跤

养老护理员在工作中要预防跌跤，其预防措施如下。

（1）保持健康。注意营养、休息和运动，保持良好的身体素质和精神状态。

（2）工作谨慎。工作前先排除安全隐患，工作中要稳重、细致、谨慎。

（3）鞋要合脚。应穿低跟防滑软底鞋，并且鞋要合脚。

（4）保证亮度。保证工作场所的照明亮度。

（5）地面清洁。保持工作场所地面的清洁和干燥，及时擦掉溢出物或油渍。

（6）清理杂物。随时清除工作场所的障碍物。

（7）加强合作。高空取物、搬抬重物或者护理体重过大老年人时，要同事配合协作，共同完成。

2.预防肌肉拉伤

养老护理员预防肌肉拉伤的措施如下。

（1）合理安排运动。注意平日合理安排有规律的运动，以锻炼肌肉，预防骨钙丢失，增加机体的平衡性和反应的灵活性。

（2）做好准备活动。工作前充分做好准备活动，注意加强易伤部位肌肉力量和柔韧性的练习。

（3）注意局部保护。为老人服务时，手臂要灵活，脚跟要站稳，不要急拉、急拽；搬运重物时，不要急转身或扭动背部。

（4）伤后处理。受伤后及时正确处理，处理措施如下图所示。

肌内拉伤后的处理措施

① 休息。要注意身体的感受，在感觉疼痛和不适时，应立即停止运动，休息可避免更严重的伤痛。

② 冷敷。受伤的区域运动时疼痛或肿胀，在48～72小时内要冷敷，每2小时至少冷敷10分钟，可减轻肌肉痉挛，缓解疼痛，同时收缩血管，限制伤处的血液供应，减轻肿胀。

③ 加压包扎。如果出现出血或皮下淤血，可以用弹性绷带加压包扎，以减轻疼痛和肿胀。

④ 抬高患肢。如四肢受伤，可以抬高患肢，以减少伤处的血液供应，减轻肿胀。

⑤ 热敷。一般在受伤的后期，通常在48～72小时后进行。热敷可以舒缓紧张的肌肉，加速局部的血液供应，促进康复。

3.预防腰扭伤

养老护理员预防腰扭伤的措施如下。

（1）注意身体锻炼。起居要有规律，经常保持适当的体育运动，以促进血液循环，使身体筋骨强健有力，预防腰部扭伤。起居要有规律，经常保持适当的体育运动，以促进血液循环，使身体筋骨强健有力，预防腰部扭伤。

（2）避免腰部受凉。腰部是最易受凉的部位，如果受凉，即使是轻微的动作也会将腰部扭伤，造成腰痛。

（3）避免环境潮湿。潮湿环境使血管收缩，造成局部组织血液供应不足，使肌肉收缩时产生的代谢产物潴留，刺激神经产生腰痛。因此，要及时更换潮湿的衣服，经常开窗通风，保持室内干燥。

（4）避免久坐。久坐使骨盆和关节长时间负重，椎间盘和棘间韧带长时间处于紧张僵持状态，使气血容易在腰部凝滞，日久便产生腰背疼痛僵硬，不能俯仰和转身。影响下肢血液循环，使两腿出现麻木，发生腰扭伤或其他损伤。

（5）避免劳累过度。长时间维持一个姿势进行劳动，很容易导致肌肉的劳损。因此，在为老年人服务时，要注意劳逸结合，避免用力过度，造成腰部软组织的损伤或扭伤。

（6）腰扭伤处理。

① 休息。发生腰扭伤后应该立即停止工作，一般要坚持卧硬板床3日以上，以保证损伤的组织有充分修复的时间，避免遗留慢性腰痛病。

② 治疗。根据医生的建议进行治疗，注意受伤早期不宜自行进行推拿、按摩、热疗等处理。

4.预防来自老年人的伤害

养老护理员预防来自老年人伤害的措施如下。

（1）加强防范。若老年人患有老年痴呆症或者存在心理障碍，在烦躁时可能发生摔东西、打人等情况，养老护理员在护理前，首先做好评估，加强防范，避免受到伤害。

（2）注意危险物品。发现老年人有摔东西和打人的现象，注意在老年人房间不要存放热水瓶、玻璃制品、棍棒、金属制品和其他容易造成自伤或他伤的物品。

（3）察言观色。观察老年人情绪，如发现有对抗现象，尽量避免激惹，加以好言相劝，争取老年人配合。如果老年人异常烦躁，可以暂时停止服务，报告家属或医生处理，待老年人情绪稳定时再继续完成护理工作。

（4）安全制动。对有打人习惯的老年人，必要时进行手脚安全制动，然后再进行有关的生活照料服务及其有关的治疗等服务。

5.预防来自闹事家属的伤害

养老护理员预防来自闹事家属伤害的措

施如下。

（1）保持冷静。为了避免家属出口伤人或者出手伤人事件，养老护理员要冷静应对，不要与家属发生争吵或肢体接触，与家属保持一定距离或暂时离开现场，预防事态扩大和被打伤事情发生。

（2）及时报告。迅速召集同事一起处理，并尽快报告有关负责人，由领导出面帮助解决。

（3）电话报警。如果家属不听劝阻，进行打架斗殴，损坏物品，养老护理员必要时要打"110"报警，向公安人员求助，讲清事故地点和求助人姓名。

（4）保护现场。如果发生损害行为，养老护理员要保护好现场等候警察到来，并维持现场秩序，阻止其他人围观。

（5）协助解决。配合公安机关的工作，提供自己掌握的情况和线索，以合理解决冲突。

1.8 养老护理员身体健康防护

1.预防流感

流行性感冒（简称流感）是一种由流感病毒引起的急性呼吸道传染病，流感病毒的传播方式主要为空气飞沫和直接接触传播。潜伏期一般为1～3天，起病突然。流感病毒经口鼻入侵后，在黏膜上皮细胞中繁殖并

达到一定数量后，就可使人的体温迅速上升，出现高热、头痛、肌痛、眼球痛等全身不适的中毒症状，体温可达39～40℃，一般3～5天后可自行消退。上呼吸道症状不明显，少数病人有咽痛、咽干、咳嗽等，也可伴有胃肠道症状等。一般情况下，病后7～10天可恢复健康。

（1）社会性预防措施。在流感流行季节，应减少或暂停社会团体到养老机构组织的集会和集体活动；发现周围人群呼吸道疾病增加时，及时向有关人员报告。

（2）居室内预防措施。经常开窗通风换气，这是防止呼吸道传染病最简便易行且有很好效果的措施，这种措施虽不能杀灭病原体，却能使居室内病原体和病原微生物的数量下降。但要注意风沙大、雾霾天不要开窗通风。

（3）个人预防措施。

① 机构发生流感，病人应佩戴口罩，并及时更换，一般4小时更换一次，立即隔离治疗。

② 患病老年人用过的食具、衣物、手帕、毛巾等要进行煮沸消毒；阳光暴晒消毒 2 小时以上；可用消毒剂进行浸泡、擦拭消毒；可用过氧乙酸熏蒸进行空气消毒，消毒时应注意屋内无人方可进行；食醋熏蒸消毒有一定的效果，但消毒效果有限，应慎重使用。

③ 养老护理员平时要注意生活规律，不嗜烟酒，坚持锻炼身体，保持饮食均衡，有良好的卫生习惯，勤换洗衣被，勤洗手。

④ 定期接种流感疫苗是预防流感的积极有效手段。由于流感病毒每年都产生变异，当年生产的疫苗只对当年的流行毒株有效，因此每年都要按时接种。

温馨提示

疫苗接种时间应在 9～11 月份，并在接种流感疫苗之前，向疫苗销售和接种部门详细了解疫苗接种的禁忌证。

2.预防胃肠炎

胃肠炎一般在进食后几分钟或几个小时内发生，常有恶心、呕吐、腹痛、腹泻、有时伴发热等症状。其预防措施如下。

（1）养成良好的卫生习惯。注意个人卫生，做到饭前便后要洗手，护理完老人要洗手，进行清洁工作后要洗手，接触食物前要洗手，以预防胃肠道感染。

（2）食用安全食品。不食用无标签或非正规生产厂家出产的食品，不食用过期变质的食品和病死的禽、畜肉，不吃无卫生保障的生冷食品，不喝生水。

（3）生吃瓜果要洗净。生吃瓜果要洗净，不随便吃野菜、野果。

（4）食品选料要新鲜。食用鱼、虾、肉、蛋、奶等食品时必须保证选料新鲜、干净，不吃隔夜变味的饭菜，剩饭菜要彻底加热后食用。腐败变质的食品应弃掉。

（5）坚持饮食规律。坚持一日三餐，做到有规律进食，不暴饮暴食，也不可长期空腹不进食，避免胃黏膜损伤，造成防御功能降低，给细菌以可乘之机，导致胃肠炎。

1.9 养老护理员的自我照顾

1.老年护理常见压力

老年护理工作常见压力主要来自以下几个方面。

（1）来自老年人。需要照顾的老年人，大多数高龄、失智、失能、生活不能自理。面对翻身、更衣、喂水喂饭、擦屎接尿；面对老年痴呆病人的认知缺乏、行为异常；面对衰老、疾病和死亡，养老护理员承受着体力和心理的双重压力。

（2）来自老年人家属。面对个别家属的傲慢无礼、颐指气使，无休止的挑剔，为了避免矛盾激化，给护理工作带来不利因素，养老护理员经常委曲求全、远而敬之。家属的恶劣态度增加了养老护理员的心理压力。

（3）来自护理员家庭。养老护理员家庭成员对养老护理工作不理解、不赞同，使养老护理员劳累一天，回家后还对自己的工作躲躲闪闪，使压力得不到宣泄。

（4）来自社会。传统观念认为照料高龄、失智、失能老年人应该由子女承担，社会对养老护理工作的偏见常给养老护理员带来了更大的压力。

2.老年护理常见压力的处理

（1）正确认识衰老、疾病和死亡。生老病死是不可抗拒的自然规律，作为养老护理员，首先要端正自己的态度，认识到老年人曾经是社会建设和发展的实践者，现代人在享受生活不断改善的今天，应该饮水思源，以一颗爱心、责任心、感恩的心去关心老年人的晚年生活。

 温馨提示

正确认识衰老、疾病和死亡是养老护理员缓解压力及做好护理工作的重要前提。

（2）正确认识与家属合作的重要性。在面对父母亲衰老、疾病和死亡的时候，家属常寄希望于养老护理员，希望通过细致的生活照料能让老年人安享晚年。家属在这种急躁、复杂的情绪支配下，常常会做出一些不尽人意的举动。作为养老护理员，要体谅家属的难处，给家属以真诚的帮助。

 温馨提示

争取家属的合作，是排解压力，做好护理工作的重要条件。

（3）正确认识养老护理工作的意义。目前，我国在人口结构上呈现高龄化、空巢化的加速发展势态。随着人口老龄化进程逐渐加剧，生活无法自理的老年人的照料问题，已成为涉及千家万户和亿万老年人的最现实、最突出的重大民生问题。社会养老服务体系的建设，是当前和今后相当长时期内，我国老龄事业的发展重点。

 温馨提示

养老护理员能认识到自己的工作光荣而伟大，是解除压力，做好养老护理工作的重要根本。

3.养老护理员交流沟通的实用技巧

（1）积极倾听。积极倾听是沟通技巧的核心部分。养老护理员与老年人或家属交谈时，眼睛要注视着对方的眼睛，视线不要游移不定，表情要亲切而自然，坐姿要端正而礼貌。老年人说话速度慢，要耐心地去倾听，必要时可以侧耳聆听，让老年人和家属觉得你在关注他。

（2）亲切的语音语调。和老年人或家属进行交流，态度要诚恳，语言要文明，尽量使用普通话，语速偏慢，音量中等，语调柔而亲切，面部神态自然且面带微笑。充满真诚与情感的语音和语调，让老年人和家属分享到你的温柔及善良，感到十分温暖，让自己的心情明亮而爽朗。

（3）真诚的表扬欣赏。与老年人谈话，要选择老年人喜爱的话题。不打听老年人和家属的隐私，不提及老年人不喜欢的事情。要慷慨地多表扬老年人，活跃谈话的氛围。

（4）安全轻松的氛围。与老年人或家属沟通交流时，首先营造一个安全轻松的氛围。要脸带微笑，平易近人，坐在老年人床边，近距离弯下腰去与老年人或家属交谈，选择光线充足的地方，让双方都能清楚地看到对方，必要时可以摸着对方的手讲话，让老年人或家属觉得尊重和平等。

（5）适当的肢体语言。适当的肢体语言会增进养老护理员与老年人之间的亲密感情。"握握手"会让老年人觉得你态度亲切；"摸摸脸""拥抱一下"会为老年人带来一种受到依赖者关爱的喜悦；"拍拍肩"会使老年人有一种和你比较默契的感觉。

这些肢体语言将养老护理员的爱和关怀传递到老年人的心灵，老年人高兴了，可以很好地配合，使护理工作顺利进行。这些肢体语言将养老护理员的爱和关怀传递到老年人的心灵，老年人高兴了，可以很好地配合，使护理工作顺利进行。

但是，请记住使用的场合和力度，再精准的肢体语言只有自然发挥才能取得效果，所以在使用之前，养老护理员要先把自己的心扉打开，没有人会拒绝真诚的关爱。

4.养老护理员应对冲突的方式

（1）迎合的方式。当老年人或家属与护

理员发生了冲突，或者提出不合理要求，护理员为了避免事态扩大，常采取委曲求全，迎合别人，把决定权交给对方，把一切错误都归咎于自己的做法。

这种应对方式常常让自己觉得很压抑，让老年人和家属觉得养老护理员不重要。

（2）指责的方式。当老年人或家属与养老护理员发生冲突时，养老护理员只在意自己要解决的问题，不尊重对方，任何矛盾出现，自己总是对的，采取气势汹汹、咄咄逼人的做法。

这种应对方式常常让自己觉得很孤单，让老年人和家属觉得养老护理员粗鲁、野蛮。

（3）超理智的方式。当老年人或家属与养老护理员发生冲突时，养老护理员只重视数据和逻辑，不重视人际关系，采取说教的方式，表情僵硬，态度冷漠，和周围人员关系疏远，让人不愿意接近。

这种应对方式常常让自己觉得很累，让老人和家属觉得养老护理员无情。

（4）打岔的方式。当老年人或家属与养老护理员发生冲突时，养老护理员表面表现得很灵活、很搞笑，或者很安静、很怕事，与人谈话常常改变话题或离题，对有关个人和情绪方面的问题刻意回避，不能专心致志讲一件事或做一件事。

这种应对方式常常让自己内心敏感脆弱，没有信心，没有归属感，让老人和家属觉得

养老护理员油滑无信、不真诚。

（5）一致的方式。面对冲突时，养老护理员能坦诚回答别人的问题，能聆听别人的不同意见，能尊重别人的不同想法，能以灵活的态度面对和处理任何矛盾，并且对自己应对问题的方式能心平气和地欣赏和接受。

这种应对方式让自己觉得很淡定，让老人和家属觉得养老护理员大方稳重。

（6）合理选择应对方式。在与老人或家属解决冲突时，可同时使用多种方式。在矛盾面前，如果是自身的错误，要虚心接受，立即改正，以赢得老年人和家属的理解。

不是自身的错误，要用复合的方式去面对冲突和压力，让自己放松情绪，让老年人和家属觉得养老护理员既和蔼可亲，又具备能力。

> **相关链接**
>
> **老年护理员自我照顾的实用方法**
>
> 1.卫生
> 每天抽一点儿时间为自己进行卫生清洁，从里到外干干净净，如果再透出一点点香水的淡淡清香，一定会带来意想不到的愉悦。
>
> 2.营养
> 为自己补充营养，让自己更健康。
>
> 3.化妆
> 每天为自己化一个淡妆，展现自己的风

采，让自己精神焕发，保持轻松愉快的心情。

4.欣赏

养老护理员应该把自己最美丽的一面向社会展示，学会欣赏自己的美丽和善良、欣赏明媚灿烂的阳光、欣赏日新月异的街景、欣赏漂亮优雅的图画、欣赏悦耳动听的音乐，从而精神放松，心旷神怡。

5.交流

养老护理员在欣赏自己的同时也要学会欣赏别人。多与周围的人去交流，多去发现你周围所有人的优点。

6.信仰

养老护理员的人生目标是"为人民服务""为老人奉献爱心"。怀着这样的信仰去工作，就会拥有一个很充实的精神世界。

7.学习

学习使人增长见识，聪慧头脑，提高认识，心胸豁达。养老护理员要不断学习，不断提高，当发现新知识在不断增强时，就会觉得自己增加了智慧。

8.排除不良情绪

养老护理员在面对苦难时尚能保持正向的思考，勇敢地克服困难，拥有乐观的品质。

9.不同的角色转换

为了使工作和生活都稳定，养老护理员要学会在不同的环境中扮演不同的角色。在单位，爱岗敬业，遵守规章制度，做个好职工；回家庭，恪守家庭责任，做个好妻子、好丈夫、好儿女；到社会，遵纪守法，遵守社会公德，做个好公民。养老护理员只有在保持安定工作生活环境的前提下，才能以更加放松的心情，更加充沛的精力，充分发挥自己的聪明才智，为老年护理事业做出更大贡献。

1.10 养老护理员必知的法律法规知识

1.《中华人民共和国老年人权益保障法》

《中华人民共和国老年人权益保障法》（以下简称《老年人权益保护法》），它是以我国的根本大法《宪法》为依据的，是我国第一部保护老年人合法权益和发展老龄事业相结合的专门法律。

（1）《老年人权益保护法》的知识。本法规定的老年人是60周岁以上的公民。

家庭服务员应明确老年人的权益也是受国家保护的，从而才能在照顾老年人的过程中尊重老年人的合法权益，做到知法守法。

（2）养老护理员的注意事项。养老护理员在照顾老年人时必须注意下图所示的事项。

养老护理员的注意事项

2.《中华人民共和国劳动法》

《中华人民共和国劳动法》（以下简称《劳动法》）是调整劳动关系以及与劳动关系密切相联系的其他社会关系的法律规范的总称。

建立劳动关系应当订立劳动合同。劳动合同，是劳动者与用人单位确立劳动关系、明确双方权利和义务的书面协议。签订劳动合同的目的是为了确定合同双方之间的劳动关系。劳动合同的内容在于明确双方在劳动关系中的权利和义务以及违反合同的责任。

（1）劳动合同的形式。劳动合同的形式是指订立劳动合同的方式。劳动合同的形式一般有书面形式和口头形式两种。

（2）解除劳动合同的时间要求。养老护理员与用人单位解除劳动合同时，要了解相关知识，做到知法办事，从而可以保护自己的权益不受侵犯。其具体包括两方面。

① 预告解除。劳动者解除劳动合同，应当提前30日以书面形式通知用人单位。劳动者无需说明任何法定事由，只需提前告知用人单位即可解除劳动合同。

② 无需预告解除。劳动者不需要预先告知用人单位，只需具备法律规定的正当理由，劳动者可随时通知用人单位解除劳动合同。在无需预告解除中有下图情形之一的，劳动者可以随时通知用人单位解除劳动合同。

劳动合同的无预告解除劳动情形
- 在试用期内的
- 用人单位以暴力、威胁或者非法限制人身自由的手段强迫劳动的
- 用人单位未按照劳动合同约定支付劳动报酬或者提供劳动条件的

3. 用人单位不得解除劳动合同的条件

养老护理员要掌握用人单位不得解除自己的劳动合同的条件。

《劳动法》第二十九条规定，劳动者有下列情形之一的，用人单位不得依据本法第二十六条、第二十七条的规定解除劳动合同。

（1）患职业病或者因工负伤并被确认丧失或者部分丧失劳动能力的。

（2）患病或者负伤，在规定的医疗期内的。

（3）女职工在孕期、产期、哺乳期内的。

4. 解除劳动合同的经济补偿

养老护理员要掌握解除劳动合同时所应得的经济补偿，才能做到心中有数。其定义是指因解除劳动合同而由用人单位给予劳动

者的一次性经济补偿。

（1）当事人协商一致，用人单位解除劳动合同的。经济补偿按劳动者在本单位工作的年限，每满1年支付1个月工资的标准向劳动者支付。6个月以上不满1年的，按1年计算；不满6个月的，向劳动者支付半个月工资的经济补偿。

劳动者月工资高于用人单位所在直辖市、设区的市级人民政府公布的本地区上年度职工月平均工资3倍的，向其支付经济补偿的标准按职工月平均工资3倍的数额支付，向其支付经济补偿的年限最高不超过12年。

（2）劳动者不能胜任工作。劳动者不能胜任工作、经过培训或者调整工作岗位后仍不能胜任工作的，用人单位要解除劳动合同的。用人单位应按其在本单位的工作年限，每满1年发给其相当于1个月工资的经济补偿金，最多不超过12个月。

（3）劳动者患病或者非因工受伤。劳动者患病或者非因工受伤，经劳动鉴定委员会确认不能从事原工作，也不能从事用人单位另行安排的工作而解除劳动合同的。用人单位应按其在本单位的工作年限，每满1年发给其相当于1个月工资的经济补偿金；同时还应发给其不低于6个月工资的医疗补助金。患重病或者绝症的，还应增加医疗补助费。患重病的增加部分不低于医疗补助费的50%，患绝症的增加部分不低于医疗补助费的100%。

（4）因为客观原因或用人单位破产。因为客观原因劳动合同解除的，或者用人单位因破产整顿、生产经营状况严重困难必须裁员的。用人单位应按劳动者在本单位的工作年限，每满1年发给其相当于1个月工资的经济补偿。

第 2 章

老人饮食照料

2.1 老人饮食基本要求

老人饮食的整体要求有三点，即三个平衡。

1. 质量和数量上要平衡

俗话说：早上要吃好（质量），中餐要吃饱（数量），晚上要吃少（数量、质量）。这是质量与数量上的平衡。

2. 饮食结构上要平衡

（1）调适饮食结构，即荤素、粗细粮、水陆物产、谷豆物搭配合理。

（2）调适质量结构，即"四低、一高、一适当"，低脂肪、低胆固醇、低盐、低糖、高纤维素饮食，适当量蛋白质。

3. 饮食时间上要平衡

一日三餐是中国人的习惯，老人饮食要根据自身的特点来定，总体原则是"少吃多餐"（即量少、次数多于三餐），以利于消化吸收，减轻消化器官的负担。

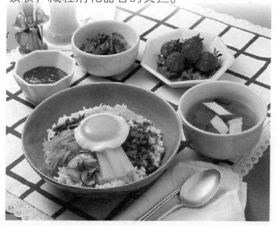

2.2 老人饮食基本特点

1. 六宜六不宜

（1）宜软不宜硬。由于老人脾胃功能减弱，软食容易消化。再有老人多数肾虚，牙齿咀嚼能力较弱，胃肠功能减弱，消化液分泌量减少，故宜软不宜硬。

（2）宜淡不宜咸。食物过咸，钠离子过剩，容易引起水钠蓄留，增加肾脏负担，导致水肿、血管收缩和血压上升。

（3）宜素不宜荤。过食肥甘厚味，会引起脂质堆积，导致动脉硬化。俗话说："有钱难买老来瘦。"老人要忌大肉大荤，限食动物内脏，以植物油、鱼类、瘦肉为宜。

（4）宜少不宜多。老人消化功能减弱，少食有两大好处：一是防止肥胖；二是减轻胃肠负担（中医认为脾胃为后天之本）。因此，宜少食多餐，少而精，不能饱食而卧。

（5）宜温不宜冷。老人肾虚，不论是肾气、肾阳还是肾阴虚，都以热食为好（热属阳，向上动等），老人由于脏腑功能减弱等特点，尽量不要饮食过凉，哪怕是酷暑，冰棒、冰镇西瓜等都不宜多食。

（6）宜鲜不宜陈。老人和小孩一样，脏腑功能较弱，容易受伤、发病，因此，饮食等以鲜者为好，陈者易生变。

2. 老人饭后六忌

（1）一忌饭后一支烟。俗话说"饭后一

支烟，赛过活神仙"，而现在认为"饭后一支烟，危害大无边"。因为餐后胃肠的血液循环功能加强，人体吸收功能达到最佳状态，烟中的"尼古丁"也就更易被吸收，对健康十分不利。

（2）二忌饭后百步走。俗话说"饭后百步走，能活九十九"，其实这对老人并不适宜。因餐后食物要消化吸收，需要大量的血液供给消化系统，餐后即走就会影响消化系统的血流，影响正常的消化功能。

（3）三忌饭后即喝茶。茶叶中含有大量的单宁酸，这种物质进入胃肠后能使食物中的蛋白质变成不易消化的凝固物质。

（4）四忌饭后马上吃水果。水果中含糖物质较多，易被肠吸收，若被堵塞在肠胃中，就会形成胀气，导致便秘等，通常饭后一小时再吃水果为好。

（5）五忌饭后马上洗澡。其原理和饭后

百步走相同。

（6）六忌饭后马上睡觉。饭后马上睡觉，食物会停滞在胃中，影响消化。

2.3 提高老人的食欲

老人的饮食和营养，是护理员必须面对的一个重要问题，很多老人都有食欲不振的状况，提高老人的食欲是做好老人饮食营养护理的第一步。

1.保证营养摄入

有些老人只吃清淡素食，不吃肉、鸡蛋、牛奶等，这种偏食习惯不符合生理上对营养的需要，甚至影响食欲。老人易患病，摄入的药物又较多，缺锌较普遍，所以总觉得吃东西不香，味觉减退，食欲不振。

因此，膳食制作应从营养构成全面、卫生、无害等方面考虑。选料要新鲜，品种要齐全，尽量翻新花样，做到荤素搭配、粗细粮结合、粮菜混吃。

2.保持咀嚼功能

人到老年牙齿会松动或脱落，影响对食物的咀嚼，使味觉逐渐减退，从而造成食欲减退。为了更好地咀嚼食物，病牙、朽牙和残根应及早拔除，并在拔牙2～3个月后镶上假牙，以便恢复咀嚼功能。

对老人来说，菜、肉等烹饪原料不宜切

得过大，应切成小块、碎末、细丝、薄片，在烹制过程中要注意油温、火候的调节，讲究烹调技术，尽量使食物达到软、嫩、烂的程度，使食物酥软，到口一嚼就能散碎，便于老人细嚼慢咽，促进唾液分泌，利于消化。

3.保持口腔卫生

不清洁的口腔是尝不出食物滋味的，因此，养老护理员可指导老人在刷牙时再刷一刷舌面。刷舌不仅对增加味觉很重要，而且可以减少舌面的微生物，对预防龋齿也有帮助。

4.刺激嗅觉与味觉

由于老人的嗅觉与味觉不太敏感，因此，食物的颜色、形状应悦目引人，菜肴中添加的佐料和调味料要浓些，但要少油腻，应尽量使饭菜"香气扑鼻"，这样可以诱发老人的食欲。

调味品中可选用桂花、玫瑰、陈皮、枸杞、丁香、姜末、八角、茴香、料酒、花椒和香油等，但应注意少用盐和糖。

5.保护咽部

老人的咽部敏感性下降，因而食物中即使有异物进入咽部也不易感觉到，这样很容易造成伤害。所以，在制作老人膳食时，一定要将烹制原料中的骨、刺、核等物去掉。

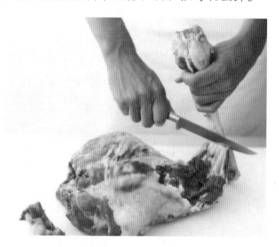

2.4 老人用餐护理

1.用餐护理的主要工作

（1）鼓励有自理能力的老人自己用餐。用餐是一种乐趣，自由自在地自己吃，才能真正感受到食物的美味和用餐带来的乐趣。有些护理员，护理有上肢功能或视力障碍的老人时，见他们吃起饭来很吃力，就不自觉地想给他们喂饭。其实，这并不是最好的护理方式。

事实上，护理员应协助老人自己进食，

这样才能使老人身体的机能得到恢复，最终实现生活自理。

（2）给老人创造良好的用餐环境。优美、整洁的环境，适宜的温度、湿度，清新的空气，整洁、美观的餐具，这些都是增进食欲的条件。而不好闻的气味（如大便、尿味等）、不愉快的景象（如便器、呕吐物等）、不悦耳的声音（如大声的吵闹声、餐具的磕碰声等）都会影响食欲。

在护理老人进餐时，室内要保持整洁，空气要新鲜，必要时应通风换气，排除异味，室温要适度，气氛要轻松。

（3）帮助老人养成良好的饮食习惯。良好的饮食习惯对维护健康起着非常重要的作用。如果饮食习惯不好，饮食量不当，暴饮暴食或严重偏食，就可能导致身体衰弱、病情恶化等。

护理员要根据具体情况进行营养知识的宣传和教育，帮助老人改变不适宜的饮食习惯。

温馨提示

要改变多年的饮食习惯是不容易的，护理员要对老人解释清楚调整饮食的原因及重要性，让其相信改变饮食习惯对健康的必要性。

（4）协助老人采取舒适的进食姿势。护理员可使用折叠床、靠背垫、枕头、坐垫等帮助老人保持能使食物容易咽下的姿势。用餐时，要确保老人的上半身稍微前倾。如果老人的上身后仰，食物则容易进到与食道相邻的气管里，从而出现误咽现象。

2.用餐护理的基本要求

（1）用餐前避免为老人做伴有痛苦、不安、兴奋的治疗和处置。

（2）保持老人口腔清洁。如果老人口腔不清洁，容易引起口腔疾病，并影响唾液分泌。口腔干净、清爽能使人心情舒畅，也会增强食欲。

（3）装盘、盛饭要讲究美观，具有一定的观赏性，以此调动老人的食欲。

（4）根据食物的性质调节其温度，味觉与食物的温度有一定关系。

比如，甜味食物在30～40℃时感觉最甜；咸味和苦味食物则温度越高感觉越淡，温度越低感觉越浓；酸味则与温度变化没有多大关系，不过温度高了，刺激会稍微大一些。

（5）如果是在福利院，应尽量让老人到食堂与同伴一起用餐；如果是在家里，就让老人和家人一起用餐。

（6）护理员要着装整洁、干净利落，系上干净的围裙，以亲切、和蔼的态度对待老人；适当与老人交谈，唤起老人的食欲；协助老人进食时不要催促老人，一定要让老人细嚼慢咽。

（7）饭后护理员和老人都要洗手，还要督促老人勤刷牙，防止口臭。

（8）护理员在老人用餐过程中要注意观察老人的食欲和咽食情况，如有异常，随时通知老人的家人或护士（住院护理时），并注意采取预防措施。

2.5 不同地点用餐的护理

1.在餐厅用餐时的护理要求

每天在哪里，和谁一起用餐都会给老人的饮食生活带来很大影响。现在，大部分福利机构都有餐厅，护理员应劝老人尽量到餐厅用餐。

（1）到餐厅用餐时，对能走路的老人，应尽量让他们自己摆上碗筷，端饭菜，饭后自己收拾饭桌。

（2）对行走不便的老人，要搀扶着或用轮椅接送，并帮助他们摆上食物，收拾碗筷。

（3）对患有上肢功能障碍的老人，要给他们提供各种自助餐具，协助他们用餐。

护理员应努力做到用温和的语言鼓励老人用餐，向老人讲述必要的营养知识。对老人面带笑容，让他们感受到温暖，从而感受到生活的价值，这是护理员的基本职责。

2.在卧室用餐时的护理要求

对于因身体虚弱或患病而无法去餐厅用餐的老人，应让他们在卧室用餐。这时候的用餐护理分为两种类型：一是对能坐起来用餐的老人的护理；二是对卧床老人的用餐护理。

（1）对能坐起来用餐的老人的护理

① 餐前准备

◆餐前要准备好以下物品：汤匙、叉子、筷子、茶杯、围巾、毛巾、防滑垫、防水布、痰盂等。

温馨提示

只要老人喜欢，用什么样的都可以，但必须是没有破损的、干净的餐具。

◆开窗户换空气，调整好室内温度。

◆整理床铺，收拾床头柜和餐桌，摆好餐具、防滑垫、防水布等。

◆就餐前帮助老人排泄、洗手和漱口。

② 护理步骤

◆为老人系上围巾。

◆确认饭菜的温度是否适宜，要是太热的话，先放一会儿，以免饭菜过热，烫伤

老人。

◆最好让老人坐着吃，因为坐姿可以扩大视野，也有助于消化。

◆收拾碗筷后，帮老人刷牙、漱口，撤餐具。

（2）对卧床老人的用餐护理

① 餐前准备

◆整理床铺，给老人盖好被子后，开窗换空气。

◆询问老人是否要排泄，用餐前应先排泄。

◆用餐前护理员和老人都要洗手。

② 护理步骤

◆让老人侧身躺下，把卷好的毛毯或被子垫在身后。如果一侧面部麻痹，应向健康侧躺下，不要向麻痹侧躺下。

床上铺毛巾或防水布，在老人的胸前垫一块毛巾。

◆在喂饭之前，让老人先看一眼食物，诱发食欲。

◆为了咽食畅通，湿润口腔和食道，促进唾液和胃液的分泌，饭前应先让老人喝茶、喝汤。喝水的时候，如果老人有力气吸，就用吸管；如果老人没有力气吸，就用汤匙喂。用汤匙时，让老人抬起舌头，把汤送进舌底下，以免汤顺着嘴角流出来。用吸管时注意水的温度，以免发生烫伤。

◆喂食。要仔细观察咀嚼和咽食情况，

一勺一勺慢慢地喂，并把干食和流食交替喂，喂饭时不要沉默不语，要经常问一问"还要吃什么""好吃吗"等，并鼓励老人多进食。

> **温馨提示**
>
> 注意在吞咽过程中不能问话，要确认老人咽下去后再问话，喂饭时，为了避免筷子和汤匙碰撞牙齿和牙床，应让老人张大嘴，把食物放在舌头上面，并随时观察咽食情况，以免食物滞留在麻痹侧。

◆饭后要询问老人的饥饱程度、满意程度及对护理的感受，以便下一次改善服务。

◆收拾碗筷后，帮老人刷牙、漱口，撤餐具及胸前的毛巾（或餐巾纸），让老人变换体位，稍作休息。

2.6 不同状况下的用餐护理

1.有上肢运动功能障碍老人的饮食护理

老人患有麻痹、挛缩、变形、肌力低下、震颤等上肢障碍时，自己摄入食物易出现困难，但有些老人还是愿意自行进餐，此时，可以自制或提供各种特殊的餐具，如老人专用的叉、勺等，其柄很粗，以便于握持，也可将普通勺，用纱布或布条缠上；有些老人的口张不大，可选用婴儿用的小勺加以改造；使用筷子的精细动作对大脑是一种良性

刺激，因此，应尽量维持老人的这种能力，可用弹性绳子将两根筷子连在一起，以防脱落。

2.有视力障碍老人的饮食护理

对于有视力障碍的老人，做好单独进餐的护理非常重要。护理员首先要向老人说明餐桌上食物的种类和位置，并帮助其用手触摸，以便确认。要提醒老人注意粥汤等容易引起烫伤的食物，食物中的骨头或鱼刺应剔除。

有视力障碍的老人可能因看不清食物而引起食欲减退，因此，要特别注意食物的味道和香味，并给他们讲点刺激食欲的话来调动食欲，也可以让老人与家属或其他老人一起进餐，营造良好的进餐气氛以增进食欲。

帮助有视力障碍的老人用餐，应尽量让他们自己吃，并尽量给他们提供用餐方便的食物，如三明治、面包、馒头、包子、饺子

等。为便于他们用餐，最好把食物的摆放位置固定下来。

比如，可以根据老人喜欢吃的程度，将食物按顺时针或逆时针方向摆放，也可以把米饭放在左边，把流食放在右边，并让老人用手触摸确认。

3.对吞咽困难老人的饮食护理

老人存在会厌反应能力低下、会厌关闭不全或声门闭锁不全等情况，吞咽能力低下的老人很容易将食物误咽入气管。尤其是卧床老人，舌控制食物的能力减弱，更易引起误咽。因此，饮食护理要注意下图所示的几点。

（1）给老人提供容易下咽的食物。容易下咽的食物有酸奶、豆腐、鸡蛋羹、面条、稀饭、粥等，而难以下咽的食物有年糕等黏性大的食物或水分少的面包、饼干、芋头等。烹调时尽量把食物切细些、煮烂些，还可以用芡粉把食物做成糊状。

（2）采取容易咽下的姿势。一般采取坐姿或半卧位比较安全，偏瘫的老人可采取侧卧位，最好是卧于健康侧。进食过程中应有

护理员在旁观察，以防发生事故。

（3）让老人细嚼慢咽。喂饭时不能着急，要一点一点喂，并确认是否咽下。如果老人对进餐有恐怖感或厌恶感，应设法帮助老人消除这些精神障碍。

（4）餐前喝水湿润口腔。随着年龄的增加，老人唾液的分泌相对减少，口腔黏膜的润滑作用减弱，因此，进餐前应先喝水湿润口腔，对于脑血管障碍以及神经失调的老人更应该如此。

2.7 照料老人饮水，预防脱水

一般高龄老人一天必需的水分摄取量为1400 ~ 2000毫升，不仅在进餐时需要摄取水分，平时也要准备茶水、饮料、牛奶、果汁等，根据老人的嗜好进行选择，以便保证正常的水分供应。一般有尿频和尿失禁的老

人，因为担心总去厕所，夜间不能好好睡觉，又担心给护理员添麻烦而控制摄水量。对此，护理员应让他们白天多补充液体，晚餐后根据具体情况决定老人的饮水量。即使是健康的老人，也应向其说明喝水的重要性，积极督促老人喝水，并对高龄老人的脱水现象予以高度重视。

老人由于机体的衰老，细胞萎缩、脱落，体液含量低于青年人，同时心、肾功能低下，导致机体调节功能障碍，因而比青年人更容易出现脱水现象。但是，高龄老人平时一般感觉不到脱水，一旦发现症状为时已晚，并可能导致死亡。对此，养老护理员应特别注意。

1. 如何判断脱水

判断是否脱水，有一种简单的方法，就是看嘴唇是否发干，眼窝是否凹陷，或者先将皮肤捏起，再松手，看出现的皱纹是否能迅速复原。

养老护理员每天都要注意观察老人，如发现脱水现象，就必须立刻补充水分。

2. 预防脱水的措施

（1）认真做好个人水分摄入记录表，有计划地安排饮水。

（2）可以把老人一天所需的水装在容器里，让老人从早到晚分几次喝掉。

（3）如果出现呕吐、腹泻等容易引起脱水的疾病，更要引起高度重视。

（4）不能用口腔饮水时，要根据医生的指示进行非经口腔的水分补充（如静脉注射等）。

🔵 相关链接

老年人如何科学饮水

1. 养成主动喝水的良好习惯，不要感到口渴时才喝水

每天少量、多次喝水。不要一次性大量喝水，有的人喜欢猛喝暴饮，一次性喝个够，这种"急灌式"的喝水方法是不可取的，不仅会稀释胃液，防碍消化，还会加重心脏、肾脏的负担。

2. 注意喝水时间

一日之计在于晨，喝水也一样，晨起第一杯水显得很重要，不仅补充了整晚人体代谢所消耗的水分，同时还可促进血液循环，降低血黏度，促进肠道蠕动，预防便秘。晨

起喝250毫升左右，九点喝200毫升，建议中餐前和晚餐前一小时各喝150毫升，可进入全身组织细胞，保证消化液的分泌，帮助消化吸收，下午三点再喝200毫升，晚上睡觉前1小时喝250毫升，也可防止夜间血液黏稠。

3.喝什么水

从临床医学的角度看，白开水容易透过细胞膜，进入细胞，促进人体的新陈代谢，增加血液中的血红蛋白含量，增强机体免疫功能，提高人体抗病能力，是最符合人体需要的饮用水。

4.喝水的温度要求

老年人早上起来喝水，最好喝与室温相同的开水；天冷时，可以喝温开水，以量减少对胃肠的刺激。在头天晚上晾开水时，一定要加盖。因为开水在空气中暴露太久，会失去活性。

第 **3** 章

老人排泄照料

3.1 老人如厕排泄护理

1. 便于老人使用的厕所

（1）厕所的面积不能太小，至少要能够宽松地容纳两个人，门要宽，以方便推进轮椅。

（2）灯光要明亮，通风良好，室温要适度，地不滑，便于清扫。

（3）最好有坐便器，坐便器的周围要安装扶手，扶手和卫生纸的摆放位置要方便老人使用。

温馨提示

一定要在厕所内安装电铃或呼叫器，以便老人在出现意外或者便后自己不能处理时叫人帮助。

2. 如厕排泄护理基本要求

（1）在协助老人排泄时，只要帮老人做其力所不及的事就可以了。如果什么事都帮老人去做，反而会让老人不高兴或增强他的依赖心理。

（2）掌握排泄的时机。应掌握老人排泄的规律，估计老人该排泄时就要主动询问其是否需要排泄。

（3）排泄时不要催促老人，否则会使老人紧张，未排干净就草草结束，如果长此以往，容易导致失禁。

（4）热心、耐心地对待老人的排泄要求。当老人提出排泄要求时，护理员要积极对待，千万不能嫌麻烦或对老人的排泄要求冷漠对待，因为老人要是看到不耐烦的情绪或冷漠的态度，会想"算了，不去厕所了，免得麻烦人"，这样强行憋便、憋尿的话，易导致失禁或因精神紧张而甘心使用尿布等。长此以往，易出现排泄心理障碍，甚至会导致卧床不起。

3. 如厕排泄护理操作步骤

（1）小心扶助老人进厕所后，让老人一只手抓住扶手或扶着墙站好，另一只手脱去裤子。若老人身体不便，不能自理，护理员再加以协助。

（2）在老人往坐便器上坐的时候，要让老人用两手搂住护理员的脖子，护理员的一条腿插在老人两腿之间，用双手抱住老人的腰，让其慢慢地坐到便器上。

（3）排泄后，协助老人一只手抓住扶手稍稍起身或稍往前挪动身体后擦净肛门。如果有冲洗器可用冲洗器冲洗肛门和尿道门。

（4）冲洗后，护理员和老人都要洗手，老人洗手若不方便，要协助其完成。

（5）搀扶老人回房间。

3.2 老人使用移动式便器时的护理

移动式便器通常是为以下老人预备的。

（1）厕所小，不能同时容纳护理员和老人，而不得不在房间内排泄的老人。

（2）能够下地，但是行走不便的老人。

（3）夜间上厕所不方便的老人。

1.使用移动式便器时的护理步骤

（1）把便器放在床边或墙角处，使其相对稳定，还可以利用扶手或专用支架保持便器的稳定。

（2）打开便器盖，协助老人从床上移到便器上。移动时护理员要站在老人的对面，老人用双手围住护理员的脖子；护理员稍微分开老人的双腿，把一条腿插入老人双腿之间，用双臂抱住老人腰部，把老人从床上扶起，慢慢地移到移动式便器上。

（3）帮老人解开腰带，脱裤到膝下，抱着老人慢慢地移到坐便器上。

（4）等老人排泄结束后，给老人递卫生纸，抱着老人身体略微往前移动，让老人擦净肛门，再将老人慢慢地从便器上扶起。

（5）帮老人洗手。

（6）搀扶着老人回到床上。

（7）把移动式便器的便盆拿到厕所倒掉排泄物，用清水冲洗便盆（倒掉排泄物时，要注意观察排泄物的颜色、形状等）。

（8）擦干便盆的水分，把便盆重新装好，盖好外罩，放回原处。

（9）打开窗户或排气扇，通风换气。

2.使用移动式便器时的注意事项

（1）一定要把便器放在相对稳定的地方。

（2）如果老人半身不遂，大便时要把便盆放在老人健康的一侧。

（3）为保护老人的隐私，能够让老人无所顾虑地排泄，最好关上门，若是在多人住室，则要用帘或屏风挡住别人的视线。

（4）老人便后要迅速收拾、清洗便盆，要注意给房间换气，及时排除异味。

（5）把移动式便器放在老人的居室里，暂时不用时，要用罩盖住，以免影响他人的视觉效果。

3.3 老人使用尿壶时的护理

1.准备工作

（1）准备尿壶。男性用的尿壶和女性用的尿壶开口形状不同，男性用的尿壶开口小，而女性用的尿壶开口大。

男性用尿壶

女性用尿壶

（2）其他用品。如卫生纸、防水布、热水盆、毛巾等。

2.帮男性老人接尿的护理步骤

（1）床上铺防水布。

（2）让老人仰卧或侧卧。

（3）帮老人解腰带，脱裤子至膝下位置。

（4）帮老人两腿屈膝、分开（不能屈膝时，在老人的膝下垫上卷好的浴巾等），护理员打开尿壶盖，将老人的阴茎插入尿壶。用叠好的卫生纸垫在尿壶口下面，以免尿液洒出。

温馨提示

若老人坚持侧卧排尿，则让老人用健康一侧的手拿着尿壶自己接尿。

（5）确认老人排完尿后盖好尿壶盖。把尿壶放在地上，用卫生纸擦干净老人的尿道口，帮老人穿好裤子。撤除防水布，用湿的热毛巾帮老人擦手。

（6）收拾用物，把尿壶拿到厕所倒掉（倒尿时要注意观察尿液是否正常），用干净的水反复冲洗尿壶。

3.帮女性老人接尿的护理步骤

帮女性老人接尿的操作步骤与帮男性老人的操作步骤大致相同，只是女性老人最好取仰卧位排尿（因为采取其他体位时易出现接尿困难，且易污染被褥）。

3.4 老人使用便盆的护理

1.准备用品

需准备的用品有便盆、防水布、卫生纸、装有热水的洗脸盆、毛巾、擦手巾等。

2.护理步骤

（1）关上窗户，拉上窗帘，以免老人受凉，并保护老人的个人隐私。

（2）若是冬天，应先用热水温暖便盆，或用报纸包住便盆，以免冰凉的便器直接接触老人的皮肤。在便盆里可以铺一些卫生纸，以方便使用后刷洗。

（3）解开老人裤腰带，脱裤到膝下位置，在其身下铺上防水布。

（4）放置便盆。告诉老人要放置便盆了，以便获得老人的配合。操作方法如下。

①若老人自己能抬起腰部，就先让老人屈膝，护理员在老人的配合下，用一只手臂托起老人腰部，另一只手将便器迅速放入其臀下。

②若老人无法靠自己的力量抬起腰部，则可以用一条宽腰带牢牢地系在老人的腰部（带子不要系太紧，但最好是贴近身体，以便于抬起身体），护理员用一只手提带子把老人的腰部提起，另一只手把便盆从老人的两腿之间插入臀下。

③也可让老人侧身躺下，把便盆贴在其臀部放好后再轻轻地把老人身体翻转过来（侧卧时让老人背对着护理员），仰卧后，让老人稍微屈膝，以确认便盆的位置是否合适。

（5）等候老人排便。如果老人排便时间较长，可以在老人的枕边放置呼叫铃，以便老人便后通知护理员过来收拾。

（6）老人便后，护理员应迅速地把便盆抽出来（抽出便盆时的动作参照插入便盆时的动作），盖好盆盖后暂时放在床下。

（7）先用卫生纸擦净老人的肛门，再用可挤出水分的热毛巾仔细擦一遍，清洁后可以擦一点爽身粉，并对长期受压部位进行按摩，以促进血液循环，防止生褥疮。

（8）给老人穿好衣服，盖好被，打开窗户，换新鲜空气。

（9）清洁便盆，擦干水分，放回原处。

温馨提示

在倒便盆之前须观察排泄物是否正常。如果发现异常，就要留给医生查看。

3.5 老人使用尿布的护理

对于下身麻痹，或频繁失禁，或痴呆严重的老人，可用尿布进行护理。

1.准备用品

带状尿布、擦拭外阴部的纸巾或一次性使用的布、热毛巾、浴巾、塑料袋、手套、口罩等。

2.护理步骤

（1）打开尿布，立起患者的膝盖。

（2）用纸巾和热毛巾擦拭患者外阴部，改换成侧卧位后擦拭尾骨部及臀部。

（3）在患者臀部下卷起要换下的尿布，边上靠着放上新的尿布。

（4）将患者身体转向相反侧卧方向，拿掉用过的尿布，展开新换上的尿布后换成仰躺，如图所示穿好尿布。

温馨提示

尿布要能合拢在腰椎骨的上面，中心线以脊椎骨为准。穿戴好后，尿布和腰部之间要留有可以塞入一指的松紧度。

3.注意事项

（1）给老人垫尿布时，男性前边的部位要垫厚，女性后边的部位要垫厚。

（2）腹部不要勒紧，保证腿能自由活动，背部不要有皱褶和接缝。

（3）若是用布尿布，尿量增加的时候适量增加尿布的层数。

3.6 老人便秘的护理

老人由于身体机能退化，更容易便秘，且便秘会给老人带来很大的痛苦。由于粪便在体内停留时间过久，肠内细菌的分解、发酵和腐败产生的毒素可导致老人头痛、头晕、食欲不振、腹胀、烦躁不安等症状出现。

1.老人便秘的原因

（1）肠蠕动缓慢。随着年龄的增长，老人的肠蠕动会降低，肠道中的水分相对减少，粪便干燥，导致大便秘结。

（2）肛肠肌肉过度收缩。有些老人肛门周围肌肉紧张收缩，很难产生便意，使粪便长时间滞留在肠道内，引起便秘。

（3）精神、体质欠佳。精神紧张、心理抑郁的老人多数有便秘症状，原因是神经调节功能紊乱，一些慢性病患者，如甲状腺功能低下、神经衰弱等，也可出现便秘症状。

（4）药物因素。许多老人患心脑血管疾病，需要长期服药治疗，而一些抗高血压药物则可能引起便秘。

（5）体内缺水。老人口渴感觉功能下降，在体内缺水时也不感到口渴，这使得老人肠道中水分减少，导致大便干燥。

2.老人便秘的预防及护理

（1）加强宣传，养成定时排便的习惯。向老人做好卫生知识的宣传教育工作，说明老人易便秘的原因，指导他们防止便秘，如不要忽视便意，努力养成定时排便习惯等。

① 排泄要有规律。老人最好养成每日一次的排便习惯，每日晨起后，在室内稍做运动，空腹喝一杯凉开水或温开水，然后去厕所排便（不管有没有便意），以培养和保持排便的条件反射。老人更不应抑制便意，一有便意就应去排便。

② 排便姿势要正确。排便姿势以蹲位较佳，因为蹲位时，肛管直肠的角度增大，可以加大腹腔内的压力，促进大便排出。患便秘的老人可选择每日进行2～3次胸膝位跪姿训练（趴下、双腿蜷起、膝关节尽量靠近腹部，臀部抬起）。

但是，患有高血压、心脏病的老人，应避免采取蹲位，以防止下蹲时间过久，发生危险。选择坐便时，排便时应躯干向前倾，加大髋部的弯曲，增加腹内压力，促进排便。

（2）加强心理护理。向老人讲述情绪与便秘的关系，帮助他们解除抑郁及恐惧心理，保持良好的心理状态及植物性神经功能的相对平衡。

（3）做好饮食护理。老人应多食富含纤维素的蔬菜和水果，蔬菜中以茭白、韭菜、菠菜、芹菜、西红柿、丝瓜、藕等含纤维素多，水果中以柿子、葡萄、杏、鸭梨、苹果、香蕉等含纤维素多。但不宜多吃苹果和柿子（因其含有鞣酸可致便秘）。

如老人牙齿不好，不能进食较硬的粗纤维蔬菜、水果，可将蔬菜切成细末煮烂，将水果切成小薄片。

 温馨提示

每日冲服蜂蜜水2～3次可起润肠通便的作用。

（4）加强锻炼。护理员应告知老人久坐少动容易便秘，鼓励老人适当做一些运动。

① 按摩腹部。平卧放松，按顺时针方向按摩腹部，每次20～30分钟。

② 收腹鼓腹运动。平卧时深吸气，将腹部鼓起，呼气时收腹，反复做10分钟左右。

③ 提肛运动。平卧或坐位时做收缩肛门运动。

 相关链接

老人便秘的几种家庭治疗法

1.运动、按摩

适度的全身运动能够促进肠的蠕动，具有通便的效果。能走路的老人，每天定时进行一定量的散步和全身运动，能够防止便秘。坐在轮椅上或不能走路的老人，可以双手把住轮椅扶手，上身和腰部左右转动或双腿并拢慢慢往上抬腿，然后慢慢放下腿，如此反复进行数次。长期卧床的老人要勤翻身，或做健腰运动，或自动地活动腿。另外，以肚脐为中心，按顺时针方向或逆时针方向反复按摩，也可以缓解便秘。如果老人自己能做，就尽量让老人自己来做。

2.热敷法

对经常便秘的老人还可以采用热敷的方法。具体做法是：把毛巾放进热水盆中，捞出后挤掉水分，依次敷在腹部和腰部，在热毛巾上面放一块塑料布或浴巾，以防止热度快速散发。敷10～15分钟，再更换一下热毛巾。如果配合按摩，效果会更好。

3.挤压腹部和掏便

（1）挤压腹部。让老人侧卧、屈膝，护理员一手握拳，按结肠走行方向，升结肠→横结肠→降结肠→乙状结肠，用一定的力度挤压腹部。

（2）掏便。如果大便过硬排不出来，或因腹肌功能减弱用不上力而滞留在肛门口排不出来，可采用掏便的方法。掏便的操作步骤如下。

步骤1：准备物品，如防水布、塑料薄膜手套或柔软的橡胶手套、甘油或润肤油、肥皂、热水盆、毛巾等。

步骤2：让老人侧卧，床上铺防水布，

上面垫一张报纸。

步骤3：护理员戴上塑料薄膜手套或柔软的橡胶手套，在指尖和肛门周围涂上油或肥皂水。

步骤4：护理员在老人的配合下，用手指一点一点把便掏出来。

步骤5：用温水清洗老人肛门周围或用热毛巾热敷后再用干毛巾擦干水分。

4.用栓剂或服用泻药

采取以上各种方法仍然排不出便时，可用栓剂或服用泻药。

由于老人的体质和便秘的程度不同，使用的泻药种类和药量也不同。使用时最好请医生开处方，确保安全。给老人首次用泻药时，要注意观察服药后多长时间产生便意、是一次排还是分几次排完、便的形状如何等。

栓剂与泻药相比，药力温和，体质弱的老人可以放心使用。一般常用的栓剂有开塞露、甘油栓和肥皂栓等，具体使用方法如下。

（1）开塞露通便法。开塞露由50%的甘油及少量山梨醇制成，装在塑料胶壳内，用时剪去封口端，挤出少许液体润滑开口处，然后将其管端插入肛门，挤入药液，5～10分钟后再排便。

（2）甘油栓通便法。甘油栓用甘油明胶制成，使用时护理员要戴指套，捏住栓剂底部，轻轻将其插入肛门6～7厘米处，然后用纱布抵住肛门并轻轻按揉，5～10分钟后再排便。

（3）肥皂栓通便法。将普通肥皂削成圆锥形（不要削太尖，长3～4厘米即可），蘸水后轻轻插入肛门，用手指抵住肛门并轻轻按揉，5～10分钟后可引起自动排便。

3.7 老人腹泻的护理

腹泻是一种常见的消化系统疾病，俗称"拉肚子"，是指每日大便3次以上，并且是稀便。

1.腹泻的危害

腹泻时，体内的水分和盐分大量丢失。

水分丢失，会使人体处于脱水状态，导

致血容量减少，血黏度增加，血流缓慢，形成血栓，从而阻塞血管。阻塞冠状动脉时，易发生心绞痛、心肌梗死；阻塞脑血管时，会发生缺血性中风。

盐类，如钾、钠、钙、镁等金属离子，是人体重要的阳离子，除维持血液酸碱平衡外，还维持心跳节律和神经传导，阳离子的大量丢失会导致心率失常，甚至猝死。

2.腹泻的护理

（1）饮食护理。腹泻时不但不能禁食，还应适当补充一些营养丰富而容易消化的食物，如藕粉、鸡蛋面糊、豆浆、细面条、豆腐脑、大米莲子粥、小米扁豆粥、薄皮馄饨等，并应做到少食多餐、细嚼慢咽，以利营养素的消化吸收。

（2）补充水分。腹泻时常有不同程度的脱水，因此，应鼓励老人多喝淡盐开水、菜汤、米汤、绿豆汤、西瓜汁等，以补充损失的水分和无机盐，维持体内酸碱平衡，促使早日康复。

（3）排便后清洁。腹泻会造成肛门周围溃烂，因此，每次排便后要用温水冲洗或用温毛巾擦拭，必要时可在肛门周围涂药膏。

（4）及时就医。对老人的腹泻应予以高度重视，腹泻除具有上述危害外，还可能是肠炎、肠癌等严重病症的重要症状，长期严重腹泻的发生极有可能是肠炎、肠癌等病症在作怪。

 温馨提示

老人发生腹泻时应及时到正规专业医院进行治疗，切不可拖延，以免引发不良后果。

 相关链接

老人腹泻不能吃的食物

1.切勿吃蒜

腹泻多半是由于身体受凉或吃了不干净的食物，如果进食大蒜等辛辣食品，会加重对肠壁的刺激，使腹泻更加严重。如果是急性腹泻，不要吃大蒜，特别是生蒜。一般大蒜是在平时服用，可以杀菌预防腹泻。腹泻时可以适当进食稀释2倍的醋，也可饮浓茶，能够起到抑菌作用。

2.切勿吃鸡蛋

鸡蛋很有营养，有补养脾胃的功效。但是老年人腹泻期间，吃鸡蛋不但起不到滋补身体的作用，反而会导致病情加重。

3.8 老人尿失禁的护理

老人，特别是老年妇女，在咳嗽、打喷嚏、大笑或屏气用力等加大腹压动作时，常有少量尿液控制不住而流出。这种尿液不受控制而经尿道流出的现象称为尿失禁。尿液的浸渍会诱发会阴湿疹、皮炎、外阴瘙痒等，使老人非常痛苦。

1.老人尿失禁的原因

最常见的原因是盆腔隔膜的障碍。膀胱位于盆腔隔膜之上，老人，特别是老年妇女，盆腔隔膜和尿道周围的组织松弛无力，当腹内压增高时（如咳嗽、体位改变等）可能引起遗尿，即张力性尿失禁。

尿失禁还见于尿道及膀胱出口障碍，这类疾病在女性中多见于老年性阴道炎，而男性患者主要是前列腺增生。

膀胱本身障碍也是尿失禁的原因之一，如膀胱肿瘤、结石、炎症等均可引起尿失禁。

另外，控制排尿的神经障碍也是老人尿失禁的一个重要原因。

2.老人尿失禁的护理

（1）尽快就医。老人如果出现尿失禁，应尽快到医院就诊，查明病因，对症治疗。

（2）指导老人的排尿训练。让其每天做数次会阴部肌肉的收缩和放松练习，每2～3小时排尿一次，以加强排尿训练效果。

（3）护理员对老人尿失禁应给予充分理解，尊重老人，注意保护老人的隐私，告诉老人对治疗要有信心，同时与老人家属及时沟通，取得家庭的支持和理解。

（4）保持局部清洁、干燥。保持被褥整洁、干燥，尿湿后及时更换，每次排便后用温水清洗会阴及肛门周围。

（5）适量饮水，以减少尿路感染和结石的形成。一般情况下，老人每天应摄入2000～3000毫升的水分，晚餐后应适当控制水的摄入，以减少夜间尿量，让老人有充分的睡眠时间。

（6）指导老人养成良好的生活习惯，穿宽松、柔软、舒适且易解的衣裤，减轻对腹部的压力，定时开门窗，通风换气，除去不良气味，保持室内空气清新。

（7）鼓励老人多参加社会活动，以增强自信心。对过度紧张、焦虑的老人，护理员应经常与老人谈心，周到的照护有利于老人心理平衡，可预防尿失禁。

3.尿失禁用辅助用品

尿失禁用辅助用品的种类较多，有成人

纸尿裤、成人纸尿片、成人纸尿垫、成人尿不湿、纯棉成人尿布、男用接尿器、女用接尿器、男用尿套尿袋系列、男用卧床接尿器、尿湿提醒报警器等。

相关链接

排便、排尿训练方法

1.缩肛（提肛）法

屏气时提收会阴，呼气时放松肛门，一收一放为一次，每次持续数秒钟，反复做10分钟，每日做2～3次。可利用晨练、等车、午休、睡前等时间，不拘场所，见缝插针，只要持之以恒，必可见效。

2.下蹲法

每日2～3次，每次10分钟。下蹲与站起的速度不要太快，频率不要太高，一般1分钟下蹲10次左右即可。下蹲时可手扶椅背、墙壁。

3.中断小便法

排小便时有意识地中断，然后再重新排出。这种锻炼起初较为困难，经反复训练后能随意做到时效果就明显了。

3.9 老人排便失禁的护理

排便失禁是指老人排便不受意识支配，在毫无知觉的情况下排便，原因是肛门括约肌失去了控制能力。

1.准备护理用品

照料排便失禁老人，应准备一次性尿垫，它可缩小潮湿污染的范围，降低皮肤的受损程度。

2.皮肤护理

做好皮肤护理对排便失禁及卧床老人是极其重要的，最具有预防性的措施主要集中在减轻压力、更换体位、加强营养、注意卫生、预防感染等方面，而不是单纯地对排便失禁的护理。

（1）大便失禁老人的床应垫塑料布及布单，然后用旧布等将老人臀部兜住，或用硬纸壳做成簸箕式样，里面垫上废纸放在臀下，方便便后取出倒掉，以减少清洗布类等工作。

（2）掌握老人排便规律，按时放便盆排便。

（3）便后用温水、肥皂洗净会阴及肛门周围，发现臀部有发红现象时，可涂凡士林油、四环素药膏或氧化锌软膏等，夏天可扑些爽身粉。臀红严重的可用60瓦灯泡照射局部，每日两次，每次30分钟，注意勿烫伤老人。

3.心理护理

护理员要不怕秽臭，并关心体贴老人，以消除老人羞涩、焦虑的情绪。

4.进行排便训练

（1）对老人进行控制排便的训练，具体方法如下。

取站位、坐位或卧位，先慢慢收缩肛门肌肉，再慢慢放松，每次收缩时间为10秒钟，连续练习10次后可稍作休息，然后重复以上练习。每次练习时间为20～30分钟，每天数次，以不感到疲劳为宜。

（2）每隔2～3小时给病人使用一次便盆，指导病人练习自己排便，逐步恢复肛门括约肌的控制能力。

5.合理安排饮食

改善饮食结构，为老人提供高蛋白、高热量、易消化、含纤维素多的食物，以利于排便通畅。要增加膳食中食物纤维的含量，食物纤维不会被机体吸收，但可增加粪便的

体积，刺激肠蠕动，有助于恢复肠道功能，加强排便的规律性，有效改善排便失禁状况。

3.10 老人肠胀气的护理

胃肠道胀气是人们对消化不良引起的一系列症状的总称，消化不良多表现为饭后腹部疼痛或不适，常伴有恶心、嗳气、打嗝、肚子胀等。

1.引发肠胀气的因素

（1）胃肠疾病

① 引发肠胀气的胃部疾病主要有急性胃炎、慢性胃炎、胃下垂、急性胃扩张、幽门梗阻、胃溃疡、胃癌等。

② 引发肠胀气的肠道疾病主要有细菌性痢疾、阿米巴痢疾、肠结核、急性出血性坏死性肠炎等。

③ 完全性或不完全性肠梗阻。

④ 肠系膜上动脉综合征、肠道寄生虫病等。

⑤ 胃肠神经官能症，包括吞气症、胃泡综合征、肝脾曲综合征、结肠过敏等。

（2）肠蠕动减慢。由于年龄增长和活动量减少，如长期卧床老人，相对肠蠕动减少，不利于排出体内多余气体，从而引发肠胀气。

（3）进食过多产气食物或吞入过多空气。产气食物在消化过程中产生大量气体，积存于肠道内，易诱发肠胀气。

2.减少肠内气体产生的方法

（1）心理护理。向老人说明引发肠胀气的原因、治疗及护理方法，以缓解老人的紧张情绪。

（2）调整饮食习惯。

① 指导老人养成细嚼慢咽的好习惯。

② 如果肠胀气与饮食有关，应为老人选择易消化的饮食，尽量不食用豆类、糖类等产气性食物，进食速度不宜过快，少饮碳酸饮料，以减少肠内气体的产生。

（3）促进排气。

① 鼓励并协助老人适当活动。对卧床老人，应经常帮助其更换卧位，如病情许可，可适当下床散步。

② 适当进行腹部热敷或按摩。

第4章

老人睡眠照料

4.1 老人睡眠的生理变化

老人的睡眠如同人的其他生理机能一样，随着年龄的增长，其质和量都会逐渐有所下降。老人睡眠的生理变化表现为下图所示的几点。

老人睡眠的生理变化表现
- 对睡眠时间的需要减少
- 从睡眠结构上看，浅睡眠比例增多，深睡眠比例减少，即睡眠深度变浅
- 觉醒次数增多，有效睡眠时间缩短
- 睡眠时间提前，即晚上困意出现早（早睡），早晨醒来的时间前移（早醒）
- 白天易困倦、打盹
- 睡眠中出现打鼾和睡眠呼吸暂停的概率增加
- 从内分泌改变上看，睡眠中释放的生长激素和褪黑激素减少

相关链接

老年人为什么夜间睡眠时间减少

人过了中年，睡眠生理会发生相应的改变，睡眠时间和睡眠质量缓慢发生变化。60岁开始夜间睡眠时间缩短为6.5小时，老年人的深度睡眠也相应减少，75岁以后深睡眠几乎消失。

随着人变老，身体的慢性疾病也会不断增多，在晚上睡觉的过程中，疾病、疼痛会影响到老年人的睡眠质量以及持续时间，导致老年人夜间醒的次数多，所以老年人夜间睡眠时间减少。但是，老年人一天中的睡眠时间总量并未真正地减少，因为，尽管老年人晚上的持续性睡眠时间比年轻时减少了，但老年人晚上少睡的时间，会在白天时常打瞌睡中"补回来"。时间长了，睡眠习性及睡眠时间段的分配就发生了变化，有的老年人在一个白天会睡上好几个持续30分钟至1个小时的"短觉"，这是老年人的间歇性睡眠，并非生理异常，只要每天能累计睡眠5~7小时，于健康是无碍的。

按照人的睡眠-觉醒周期，每天的0点到凌晨3点是深睡眠时间，也是最好的睡眠时段。但不同的人、不同的季节，老年人的入睡及起床时间略有出入。一般来说，老年人在晚上10点以前入睡、早上6点以后起床为佳。入睡的最晚极限不能超过11点，因为过了11点后，人反而会变得兴奋，更难入睡。

4.2 老人睡眠的一般护理

1.睡前准备

（1）调节室温。冬季室温要保持在18~22℃，夏季以25~28℃为宜。湿度要

达到40%～60%。

（2）减少噪声。开闭门的声音、脚步声、护理员的说话声以及同伴的呼吸、呻吟、鼾声等都是造成老人失眠的原因，护理员应设法将这些噪声控制到最低限度。

温馨提示

如在福利院，应安排严重打鼾的老人与其他睡眠较轻的老人分室居住。

（3）除臭。迅速处理发出异味的东西，如尿、便、呕吐物等应及时清除，便器、痰盂等要及时清洗，保持室内空气的清新。

（4）调节光线。强光会通过视网膜、视神经刺激大脑引起兴奋。房间的吸顶灯太晃眼，夜间最好使用床头灯、壁灯，避免对其他睡眠老人产生干扰。怕光线刺激的老人，也可以使用遮眼罩。

（5）选好床铺、寝具。老人的床不宜太软，也不宜太硬，且透气性要好。被褥应柔软、吸汗、保暖，并根据季节的变化及时调整被褥的厚薄。枕头的硬度和高度要适当，一般成人枕头宽15～20厘米、高5～8厘米，长度可随意。

另外，要选择宽松而舒适的睡衣，不要选择过紧的睡衣。

（6）排便及便器准备。对夜间多尿的老人，最好选择离厕所较近的卧室或者为其准备使用轻便的移动式便器。

（7）睡前清洁。为使老人舒适入睡，入睡前应协助老人做好口腔清洁、洗脸、沐浴、适当的背部擦洗和热水洗脚等，这样可促进血液循环，增加舒适感，提高睡眠质量。

2.协助老人采取正确的睡姿

中医养生学认为，正确的睡姿对于消除疲劳、防止疾病和延年益寿颇有好处。睡姿一般有仰卧、俯卧、侧卧三种，侧卧又有左侧卧、右侧卧之分。

正确的睡姿为右侧卧，右侧卧有三大好处。

（1）人的心脏位于胸部左侧，右侧卧可使较多的血液流向右侧，从而减轻心脏的负担。

（2）人体内十二指肠、小肠、大肠均是右侧开口，当人们右侧卧时，胃内的食物可顺利进入大小肠，从而有利于人体对营养物质的消化、吸收及废物的排除。

（3）肝脏位于人体右上腹部，右侧卧能使较多的血液经过肝脏，从而提高肝脏生物功能，有益于肝脏对毒素的分解。

3.稳定老人的情绪

当老人无法入睡时，给老人听一些舒缓、优美的音乐，有助于消除紧张、焦虑，转移其注意力，帮助其入眠。

帮助失眠老人选择曲目时，要尽量选择熟悉的、舒缓的、优雅细腻的乐曲。

比如，《催眠曲》《摇篮曲》《月夜》《良宵》《梅花三弄》《高山流水》《阳关三叠》《小城故事》《海滨故事》《江南好》等。

4.老人睡醒后的护理

睡醒之后，可指导老人做一些伸腰、展臂、伸腿之类的身体舒展活动，做深呼吸，使肺部活跃起来，令循环加快，经脉气血畅通，焕发精神。一觉醒来，姿势由侧卧改为仰卧，四肢伸展，起床后便会使人有一种身心舒畅、精力充沛的愉悦之感。

相关链接

如何提高老人的睡眠质量

老人最常见的睡眠问题是多梦和失眠。多梦是由于老人脑功能退化；失眠多因体内褪黑素分泌减少所致，褪黑素是体内决定睡眠的重要因素之一。晚间睡眠质量不好的老人，最好养成午休习惯，时间不要超过1小时。否则，大脑中枢神经会加深抑制，促使脑中血流量相对减少，体内代谢减慢，易导致醒来后周身不舒服，甚至更困倦。或者可以通过几个小动作来促进睡眠。

1.交叉搓脚

右脚掌心搓摩左脚背所有部位，再用左脚心搓摩右脚背所有部位，然后用右脚跟搓摩左脚心，再用左脚跟搓摩右脚心，共2～3分钟。此法可消除双足疲劳，贯通阴阳经脉。

2.拇指搓耳

两手大拇指侧面紧贴耳下端，自下而上，由前向后，用力搓摩双耳1～2分钟。可以疏通经脉、清热安神，防止听力退化。

3.双掌搓面

两手掌紧贴面部，用力缓缓搓揉面部所有部位1～2分钟。可以疏通面部经脉、防止皱纹产生、缓解精神疲劳。

4.双掌搓肩

两手掌用力搓摩颈肩肌群1～2分钟，重点在颈后脊柱两侧。可缓解疲劳，预防颈肩病变。

4.3 老人失眠的护理

长期的失眠很容易引起老人其他身体及心理上的疾病，因此，要对失眠老人做好护理。

1.营造良好的睡眠环境

例如，拉好窗帘，关闭手机，防止噪声干扰，选择合适的时间入睡，临睡前避免喝咖啡与浓茶等，尽量减少或消除居室中让人心情烦乱或使睡眠中断的因素。

2.睡前准备

（1）入睡前饮水适量，以防夜尿多，影响睡眠。

（2）睡眠前用温水泡澡或热水泡脚。

（3）喝一杯热牛奶，既利于补钙，也容易入睡。无糖尿病的老人可以喝热的含糖牛奶。

（4）适当散步也能促进睡眠。

3.其他注意事项

（1）叮嘱老人坚持参加力所能及的活动，如步行、健美操、太极拳、购物、家务劳动及社会交往等。

（2）白天应少睡，午睡最多不超过1小时。不要躺靠在床上看书、看电视，减少白天卧床时间，以保证夜间睡眠。

（3）失眠严重者，可在医生指导下使用药物。

4.4 健康教育与睡眠指导

1.健康教育

应向老人宣传科学锻炼对减少疾病和促进睡眠的重要性，并指导老人坚持参加力所能及的日间活动，如步行、健美操、家务劳动及社会交往等。

2.睡眠指导

（1）睡姿的指导。睡姿以"卧如弓"为佳，尤以右侧卧为好，有利于肌肉组织松弛，消除疲劳，帮助胃中食物朝十二指肠方向蠕动，避免心脏受压。

右侧卧过久，可调换为仰卧。舒展上下肢，将躯干伸直，勿将手压在胸部，不宜抱头枕肘，双下肢避免交叉或弯曲，忌张口而睡，忌蒙头而睡，忌当风而睡。

（2）避免睡前兴奋。睡前兴奋会招致失眠和多梦。因此，睡前不要做过强的活动，不宜看紧张的电视节目和电影，不宜看深奥的书籍，勿牵挂家事，勿饮浓茶或咖啡。

（3）睡前勿进食。睡前进食，特别是油腻食品，会增加胃肠的负担，使横膈肌向上抬，胸部受压，腹部胀满，易引起多梦、说梦话、发梦魇，应极力避免。

（4）睡前进行放松活动。睡前适当散步、热水泡脚、按摩足下，练练太极拳或气功，自我按摩一下腰背部肌肉，听听轻快的乐曲，让心境宁静，对睡眠甚有裨益。忌睡前用脑过度。

（5）睡前少饮水，先小便。老人肾气亏虚，如果没有心脑血管疾患，睡前应少饮水，解小便后再上床，避免膀胱充盈，增加排便次数。

（6）调整卧室环境。老人入睡较困难，极易受环境因素影响。护理员应为其设置一个安静、清洁舒适的环境。睡前要关灯或灯光柔和、暗淡，开窗通气，让室内空气清新，氧气充足。但应预防感冒，避免噪声干扰。

相关知识

老人睡觉十忌

人到老年时往往睡眠少，而睡眠质量也严重影响着老人的身体健康，本身老年人睡眠轻且少，因此保证老年人充足而有质量的睡眠非常重要。因此有些老年人睡觉的禁忌也是要警惕的。

1.忌睡得少

美国阿尔茨海默氏症协会公布的数据显示，每晚睡眠在7小时以内的老人，大脑衰老可推迟2年。不少老人容易失眠，半夜睡不着就会爬起来看电视、看书，等困意来了再睡。即便睡不着也不要急于起床，静静躺着才是对付失眠的最好方法。

2.忌睡眠环境嘈杂

睡眠不好的老人房间里，最好别放钟表等能发出响声的东西。室温应控制在20℃左右，相对湿度以60%左右为佳。

3.忌穿太厚

天气寒冷，有些老人习惯穿着保暖衣物或毛衣睡觉，这样做对健康很不利。这是因为人在睡眠时大脑、肌肉进入休息状态，心脏跳动次数减少，肌肉的反射运动减弱，此时脱衣而眠，可很快消除疲劳。如果和衣而睡，不但会越睡越累，还容易引起感冒。

4.忌晚饭油腻、过饱

晚饭尽量少吃油腻等不好消化的食物，也不要吃得太饱，睡前一小时不要吃东西，否则容易引起失眠。

5.忌睡前过度用脑

有的老人习惯在睡前下两盘棋，或者玩一些益智游戏，这也容易让大脑处于兴奋状态，更难入睡。老人睡前一小时应做一些轻松的事情，比如泡泡脚、按摩头皮、揉揉肚子等。

6.忌睡前情绪激动

人的喜怒哀乐都容易引起神经中枢的兴

奋或紊乱。因此，睡前尽量避免看让人大喜大悲的电视，或激烈的体育赛事，睡前半小时，可以听听舒缓的音乐或安静地躺会。

7.忌蒙头而睡

有些老人比较怕冷，喜欢蒙头而睡。这样会让被窝里的二氧化碳量增加，氧气相应减少，导致头晕、头胀、眼花等症状。

8.忌仰面而睡

老人睡觉右侧卧比较安全，能使全身骨骼、肌肉都处于自然放松状态，容易入睡，还不会压迫重要器官。患有心脑血管疾病、呼吸系统疾病的老人不适合仰卧和俯卧，容易导致胸闷、憋气。

9.忌对光而睡

人睡着时，眼睛虽然闭着，但仍能感觉光亮。对着光亮而睡，容易使人心神不安，难以入睡，即使睡着也容易醒。老人睡觉时，最好关上床头灯，可以在墙角放个小夜灯，方便起夜。

10.忌当风而睡

房间要保持空气流通，但不能让风直接吹到身上。因为睡熟后，身体对外界环境的适应能力降低，如果当风而睡，凉气入侵，抵抗力较为低下的老人，可能会引发感冒。

4.5 睡眠打鼾老人的护理

不少老人睡觉时打鼾，这是因上呼吸道振动引起的。这种现象，一般肥胖的老人易发生。

护理员护理打鼾老人时要注意以下几点。

（1）要观察打鼾老人的睡眠情况，如发现其睡眠时出现呼吸暂停现象，且每小时暂停4次以上，就应及时带其到医院呼吸睡眠障碍科诊治，否则会有生命危险。

（2）要提醒老人注意减轻体重。

（3）调整老人睡眠姿势，尽量不要采取仰卧位。

第 **5** 章

老人清洁照料

5.1 老人口腔的清洁与护理

口腔清洁与护理做得不好，不但会引起口臭及消化功能降低，还能引起许多并发症。因此，应重视口腔卫生。老年痴呆病人生活自理能力差，需人督促；晚期严重痴呆者不会刷牙、不知要刷牙，或因瘫痪、长期卧床而不方便刷牙的老人等，均需护理员照料，给予口腔护理。

1. 口腔护理的基本要求

（1）保持口腔的清洁、湿润，使病人舒适，预防口腔感染等并发症。

（2）防止口臭、口垢，促进食欲，保持口腔正常功能。

（3）观察口腔黏膜和舌苔的变化，特殊的口腔气味能提示老人的身体状况。

比如，糖尿病病人如口腔出现苹果味，则提示有酮症酸中毒的可能。

2. 口腔护理方法

（1）对能坐起来的老人进行口腔护理。将毛巾围在老人的颈部，垂于胸前，将脸盆放在老人面前，由老人自己刷牙漱口。

（2）对瘫痪、卧床老人进行口腔护理。

① 协助老人侧卧，头侧向护理者一侧。

② 将干毛巾围在老人颌下，以防弄湿被褥；用盘或碗置于老人口角处，以便老人吐出漱口水。

③ 用湿棉球湿润口唇、口角，观察口腔黏膜有无出血、溃疡等现象。对戴假牙的老人应帮助其取下假牙，用冷开水冲洗、刷净，待老人洗漱后戴回。

④ 让老人先用温盐水漱口，最好让老人自己刷牙，如果老人有困难就帮助其刷牙。

（3）对严重痴呆、不会刷牙的老人进行口腔护理。

① 用冷开水或1%的食盐水棉球或盐水纱布，裹食指擦洗老人口腔黏膜及牙的3个

面（外面、咬面、内面）。手法是，顺齿缝由齿根擦向齿面，再由舌面到舌根。注意防止被老人咬伤手指。也可用蘸湿了的棉签擦洗口腔。

② 对清醒的病人，可让其用吸管吸入漱口水，再将漱口水吐入口角边的盆内。对神志不清的病人，要防止他们将棉球误吸入气管，造成窒息。

③ 刷牙后擦干老人脸部。

④ 用手电筒检查老人的口腔内部是否已清洗干净，再在其唇部涂石蜡油或甘油。

有口腔溃疡者，可涂 1% 的龙胆紫、冰硼散。有假牙的老人，在饭后或睡前取下假牙，用牙刷刷洗，再用冷水冲净后放入冷清的水中浸泡，次日早晨再替老人装上；如暂时不用假牙，可浸泡在清水中，每天换水1次。

3.义齿清洁

义齿也就是假牙。

义齿与真牙一样也会积聚一些食物、碎屑等，同样需要清洁护理。其刷牙方法与真牙的刷法相同。

使用者白天配戴义齿，以增进咀嚼功能，同时也能保持良好的口腔外观。晚上可将义齿摘下，使牙龈得到保养，将义齿存放于冷水杯中，以防丢失或损坏。

注意义齿不能存放于热水和乙醇中，以防变形。每餐后都应清洗义齿，每天至少清洁舌头和口腔黏膜一次，并按摩牙龈部。

护理员应提醒老人或其家人每隔3～6个月去医院检查一次假牙，以便及时发现问题，如假牙的卡环松动、脱落，要及时修复，避免卡环损伤软组织和假牙被误吞入食道。

🔍 相关链接

如何护理假牙

1.经常刷洗假牙

假牙需要每天刷洗，清除假牙中的残留食物和牙斑。经常刷洗假牙，可以预防假牙污渍的形成，这样对口腔健康是有很大意义和帮助的。选择刷洗假牙的牙刷时，最好能使用那些专门为假牙清洗而设计的牙刷。软毛制的牙刷也是很好的选择。千万不要用那些毛制很硬的牙刷，这样的牙刷会破坏假牙。

清洁假牙的第一步，是彻底冲洗掉残留在假牙中的颗粒。然后将牙刷弄湿，清洁假牙。清洁的时候要注意小心谨慎地刷洗假牙表层，不要太过于用力，避免损坏假牙。

2.假牙不能泡热水

如果假牙长期处于干燥的状态，那么假牙将会发生变形。当不戴假牙的时候，应该把假牙放到溶液清洁剂中浸泡，或者放在水中。千万要记住，别把假牙放在热水中，那样会导致假牙变形甚至曲翘。

5.2 老人脸部的清洁与护理

脸部的清洁与护理是日常生活的必要环节。不管是健康的老人，还是卧床的老人，每天都要洗脸、护脸。

1.准备用品

洗脸盆、毛巾2～3条（老人专用）、洗面奶或香皂、护肤品。

2.脸部的清洁顺序

脸部的清洁顺序如下图所示。

	眼部：由内眼角向外眼角擦洗
	额部：由中间向外擦洗
脸部的清洁顺序	鼻部：由上向下擦洗
	两颊：由内向外擦洗
	耳：轻揉耳垂
	颈部：注意洗净耳部、耳后及颈部皮肤皱褶部位

3.操作步骤

（1）向老人解释，征得老人同意后，将毛巾铺在枕头上和胸前。

（2）把折好的小毛巾放进装有水的脸盆里（水温不宜太高），拿出来后拧干（不要拧太干），按上述顺序擦洗脸部，再用洗面奶或香皂擦洗脸部，用清水反复清洗毛巾后擦净脸部。

温馨提示

护理员应根据老人的习惯和皮肤状况选择洗面奶或香皂等清洁用品。

（3）清洁脸部后，给老人擦上爽肤水、乳液等护肤品，护理皮肤。

5.3 为老人剃胡须

许多男性老人需要每天剃胡须，应尽量使用电动剃须刀，因为它比剃刀片更安全，也容易掌握。

1.基本要求

（1）如老人能自己剃胡须，应为他们准备好物品，拿来镜子，并让室内有充足的光线。

（2）对不能自理的老人，应帮他剃胡须。事先要仔细阅读电动剃须刀的说明书，按要求操作。

（3）使用剃须刀一定要小心，避免损伤老人的皮肤。

（4）不要让手颤、视力不好、精神紧张不安或情绪低落的老人自己使用剃须刀，而应帮他们剃须。

2.操作程序

（1）清洁皮肤。剃须前首先要清洁皮肤，应先用中性肥皂洗净脸部。在剃须时，如脸上、胡须上留有污物及灰尘，剃刀对皮肤会产生刺激，如碰伤皮肤，污物还会引起皮肤感染。

（2）软化胡须。洗净脸后，用热毛巾捂胡须，或将软化胡须膏涂于胡须上，待胡须软化后，再涂上剃须膏或皂液，以利于刀锋对胡须的切割并减轻对皮肤的刺激。

剃须膏是男性剃须的专用品，有泡沫型和非泡沫型两种，有的还可自动发热。剃须膏使用方法比较简单，先用温水将胡须部位拍湿后，再挤少量剃须膏均匀地涂抹在胡须上，待泡沫出现或稍等片刻后，即可开始剃须。

（3）剃须。剃须时提醒老人绷紧皮肤，以减少剃刀在皮肤上运行时的阻力，并可防止碰破皮肤。

剃须的顺序是：从左至右，从上到下，先顺毛孔剃刮，再逆毛孔剃刮，最后再顺刮一次就可基本剃净。

> **温馨提示**
>
> 注意不要东刮一刀，西刮一刀，毫无章法地乱剃。剃刮完毕，用热毛巾把泡沫擦净或用温水洗净后，检查一下还有没有胡碴。

（4）剃须后应注意皮肤保养。剃刮胡须对皮肤有一定的刺激，并且易使皮脂膜受损。为了在新皮脂膜再生之前保护好皮肤，应在剃须后用热毛巾再敷上几分钟，然后选用诸如须后膏、须后水、面后蜜、护肤脂或润肤霜之类的护肤品外擦。这样可形成保护膜，使皮肤少受外界刺激。

3.为蓄须的老人修剪胡须

对于蓄须的老人，修剪胡须时可用一把

细齿小木梳和一把弯头小剪，先将胡须梳顺，然后剪掉翘起的胡子和长于胡型的胡子，使修剪后的胡须保持整齐的外形。上唇胡须的下缘要齐整，否则会影响面容美观。如果要改变胡子的形状，可用小剪刀将不需要的部分仔细地修剪掉，不要一下子剪得太多，以免失手而影响胡型。

温馨提示

对于蓄须的老人，护理员应每天为其清洗胡须，以免尘埃及脏物污染胡须和其根基部的皮肤。洗完后可涂少量的滋润剂，以保持胡须的柔软和光泽。

5.4 为老人梳头

1.梳头工具

梳头工具自然是梳子。梳子必须干净，经常清洗。梳子齿和缝既不能过稀也不能过密，过稀不能将头发理顺，头皮屑也易漏掉，过密则梳理费劲并易扯断头发。

不要用篦子篦头，篦齿太密，头发常因牵扯而脱落。塑料梳子梳头时易产生静电反应，最好使用木梳，黄杨木梳最佳。

头发稀疏或没有头发的老人，可直接用手指代替梳子梳理。开始时应由前发际缓慢梳向后发际，边梳理边揉擦头皮。

一般一日梳理3次，早起后、午休前、临睡前各一次，每次10～30分钟或更长时间，用力适中，以使头皮有热、胀、麻的感觉为好。

2.梳头时间

梳头宜早晚进行，每次5～10分钟。

3.正确的梳头方法

正确的梳头方法分为三个阶段，先梳开发尾打结处，然后从中段梳向发尾，最后由发根轻轻刺激头皮，梳向发梢。

（1）梳发时用力要轻柔，切忌用力拉扯，对于特别难梳理的头发，可以先喷一些梳发油或顺发精。

（2）头发被梳拉的方向应与头皮垂直，头顶和头后部的头发向上梳，左右两侧的头发向左右两边梳。

（3）不易梳开的脏乱头发，一定要从发梢梳开后再向发根移动，切不可从发根硬梳，以免损伤头发。

梳头时要一束一束地慢慢梳理，不能乱扯乱拉。

4.给卧床老人梳头的方法

对卧床老人，可在床上梳头。

（1）把毛巾铺在老人的枕头上，让老人把头转向一侧或侧卧。

（2）将头发分布在左右两边，梳理好一边，再梳理另一边。长发者可酌情编辫子或扎成束。

（3）如头发打结，可用30%的酒精湿润后，再小心梳理。

（4）梳理完毕，撤下毛巾。

5.5 为老人洗头

1.坐位洗头法

（1）准备物品：毛巾2条、洗发液、梳子、40～42℃的温水、水壶、坐椅等。

（2）告诉老人准备洗头，搀扶老人坐在水盆前。

（3）将干毛巾围在老人的衣领处。

（4）让老人手扶盆缘，身体往前倾，闭上眼睛，低下头。护理员一手扶持老人头部，一手用湿毛巾蘸水淋湿头发。

（5）用洗发液均匀地揉搓头发，并用十指指腹按摩头皮。

（6）搓洗完后用温水冲净洗发液，为老人擦干头发与脸部。

（7）将头发梳理整齐，有条件的可用电吹风机吹干头发。

（8）搀扶老人回房休息后整理物品。

2.洗发的注意事项

（1）将室温调至22～24℃，以免洗头时着凉。

（2）先干梳头，除去掉发，为老人梳头时动作要轻，不可强行梳拉，要按住发根，从发根至发梢一点一点地梳理。

（3）在洗发过程中尽量让老人保持舒适的体位。

（4）操作动作应轻柔、敏捷、准确，不要用指甲刮伤老人的头皮，要用指腹轻轻揉搓、按摩头皮。

（5）洗发时随时注意询问老人有无不适、水温是否合适、揉搓是否恰当，以便随时调整操作方法。

（6）洗完头发后，不要用干毛巾用力擦头发，而要用毛巾裹住头，轻轻沾干水分。

（7）若使用电吹风吹干头发，最好与头发保持10厘米左右的距离，以免损伤头发。

人头下。

（3）洗头步骤

3.卧床老人的头发护理

（1）准备物品。盛放热水的容器、水桶、洗发液、洗发垫、洗发刷、毛巾数条、浴巾、塑料袋、塑料薄膜、吹风机、垫子、手套、口罩等。

① 护理人员戴好口罩和手套刷洗老人头发的缠结及污垢

② 稍许打湿头发，把洗发液在手中打出泡，用指腹洗头。

（2）准备步骤。

① 事前在老人身体下铺上塑料薄膜，在薄膜上铺上浴巾。

② 在肩膀上围上毛巾。

③ 将垫子夹在患者的膝弯下。

④ 让老人身体斜向床边。

⑤ 铺上洗发垫，下端垂入水桶中。

⑥ 在塑料袋里放入卷成卷的毛巾并用晒晾夹子固定，把卷好形状的毛巾放入老

③ 挤掉泡沫，用热水逐步洗净头发。

④ 拿掉洗发垫，用围在肩部的毛巾擦拭头发并用吹风机吹干。

温馨提示

在饮料瓶的盖子上开几个小孔，可以当作简易莲蓬头。

（4）注意事项

① 考虑到血压上升的问题，因此饭前饭后1小时内要避免洗头。

② 洗头时要注意观察头发及颈部周围的皮肤状态。

③ 移动位置时要注意，不要让头部过于垂下。

5.6 为老人洗澡

养老护理员可根据老人的情况进行淋浴、盆浴及床上擦浴等。这里主要讲对偏瘫（中风）老人的洗澡护理。

1.淋浴、盆浴

（1）准备工作。

① 检查老人有无异常，如有下图所示的情况，必须避免洗澡。

不能洗澡的情况：
- 身体非常虚弱，心跳加快，呼吸困难，发烧等
- 严重的贫血、出血性疾病及感染性疾病
- 跌打创伤（包括褥疮）
- 收缩压在200毫米汞柱❶以上
- 空腹及饱餐后

② 调好浴室、更衣室的温度，即使是冬天也要保持在22～24℃，尽量缩小两室的温差。

③ 要采取安全措施。地面要保持清洁、干爽，如地面湿滑，老人容易跌倒、摔伤。地面和浴盆里要铺上防滑垫。另外，在浴盆周围和洗浴室、更衣室的墙上要安装扶手。

④ 准备物品：一套干净的衣服、浴巾、毛巾2条、浴室用椅子（最好高度与浴盆保持一致，以便进出浴盆方便）、洗脸盆、搓脚石、香皂、浴液、洗发液、宽的布腰带等。

温馨提示

老人一个人洗浴的时候，要嘱咐其不要插上浴室门，一旦有异常情况应立即通知护理员，最好在浴室内安上呼叫铃。

---

❶1毫米汞柱≈133帕斯卡。

（2）护理步骤。

① 浴盆内放上水，将水温调至40～45℃。

② 询问老人是否需要排泄，若需要，协助老人排泄。

③ 帮助老人脱衣，然后带其进入浴室。

④ 边调水温，边用热水冲洗椅子，让老人坐在椅子上，从脚部起往身上淋水，洗完下身后进浴盆浸泡。

⑤ 帮老人进浴盆。如果老人自己能进浴盆可以让他自己进浴盆，但要告知其正确的方法：老人要坐在浴盆外面的洗浴台上，用健侧的手抓住浴盆周围的扶手，先把健侧的腿放进浴盆里，然后用健侧的手抬起麻痹侧的腿放进浴盆里。

如果老人自己进浴盆不方便，护理员就要协助老人进浴盆。具体操作方法如下。

◆让老人坐在淋浴椅子上，在下腹部盖上毛巾后让老人手扶浴缸边缘，将老人健康的腿跨入浴缸。

◆护理者扶住老人的背部，将老人麻痹的腿放入浴缸。

◆双腿都踏入浴缸后，让老人的手移到浴缸内侧边缘扶住，护理者要牢牢拖住老人的臀部。

◆老人保持身体前倾的姿势并扶住浴缸边缘，护理者将老人臀部向前推。

◆将老人臀部轻放在浴缸底部并调整安稳。

⑥ 洗澡。用香皂或浴液为老人擦洗身体后，要用水（40～45℃）反复冲洗其身体，并再次让老人浸泡在浴盆里暖和身体（5分钟左右即可）。

洗浴时，如果老人发生头晕、恶心、呼吸困难等症状，要立即结束洗浴，但不要让老人的身体骤然受冷，先用浴巾裹住其身体，休息一会儿，等平静下来后，再把老人送回房间，测量一下脉搏、体温、血压等。如果老人晕倒在浴盆里，不要慌张，也不要随意搬动，先拔掉排水栓将浴盆里的水排出，同时向医护人员或家庭成员求助。

⑦ 出浴盆。老人泡浴的时间掌握在10分钟左右，如果浸泡过久，容易导致疲倦。如果老人自己不能从浴盆里出来，护理员要予以协助，具体操作方法如下。

◆护理者单膝跪在淋浴椅子上，老人屈起健康的腿并抓紧身体前部浴缸边缘。注意不要用蛮力将老人身体上拉。

◆老人保持身体前倾的姿势，护理者将老人臀部向前推、上举。

◆护理者双手扶住老人臀部移向淋浴椅子。

◆老人双脚切实踏在浴缸底部后，才可以让老人移动支撑身体的手。

◆护理者扶住老人背部，以麻痹侧、健康侧的顺序抬出患者双腿。

⑧ 从浴盆里出来后迅速将老人身体擦干，为其穿上干净的衣服。

⑨ 穿衣后，扶老人回房间休息。

⑩ 洗浴之后要及时为老人补充水分，并再次进行脉搏、体温、血压等的测定，观察其有无异常。

2.床上擦浴

对有皮肤病、褥疮及身体很虚弱而无法进行淋浴、盆浴的老人，应采用床上擦浴的清洁方法。

（1）准备物品。

① 擦浴前应准备好以下用品：清洗剂，清洗阴部的容器（盖子开孔的空饮料瓶）、毛巾数条（洗脸用、身体用、阴部用）、浴巾、盛放热水的容器、扁马桶或纸尿布（接脏水）、替换的尿布、手套、口罩等。

② 先进行脉搏、体温、血压等的测定，确认老人身体有无异常。

③ 询问老人是否要排泄。

④ 把老人移到床的一边。

⑤ 分别在两个洗脸盆里装热水，水温在50℃左右。

（2）护理步骤。按照脸→耳→臂→颈→胸→腹→腿→背→腰→臀→会阴部的顺序擦。

① 先擦洗脸及颈部，擦眼部时由内侧眼

角向外侧眼角擦洗，并注意耳后及颈部皮肤皱褶处的清洁。

② 协助老人脱下上衣，先脱近侧，后脱远侧；如老人肢体疼痛或有外伤，应先脱健侧，后脱患侧。在擦洗部位下垫上大毛巾，依次擦洗两上肢和胸腹部，继而协助老人侧卧以擦洗后颈、后背和臀部。擦洗时先用涂有浴皂的湿毛巾擦洗，然后用湿毛巾擦去皂液，再用清洗后的毛巾擦一遍，最后用干浴巾边按摩边擦干。

③ 上身擦洗完毕后为老人换上清洁的衣服，先穿患肢，后穿健肢。

④ 协助老人脱裤，擦洗下肢、双脚，擦完后换上干净的裤子，然后换水，用专用的盆和毛巾擦洗会阴。

⑤ 帮老人穿衣、梳头，必要时剪指甲及更换床单，清理用物，放回原处。

⑥ 为老人补充水分，确认其有无异常症状。

（3）注意事项。

① 尽量让老人保持舒适的体位。

② 尽量保护好个人隐私，要拉好窗帘，如果在福利院或医院多人同住的情况下，可以用帘或屏风挡住别人的视线。

③ 每擦洗一处，均应在其下面铺上浴巾，以免将床单弄湿。

④ 及时更换或添加热水，保持水温，避免着凉。

⑤ 注意观察老人的皮肤有无异常，擦洗完毕，可在骨突处用50%的酒精做按摩，防止出现压疮。

⑥ 注意观察老人情况，若出现面色苍白、发冷等，应立即停止擦洗，并采取保暖措施。

⑦ 擦洗动作要敏捷，用力适当，为促进血液循环，应尽可能朝着心脏的方向擦拭。

⑧ 为避免细菌进入阴部，女性老人要从阴部向肛门擦拭，男性老人不要忘记阴囊背

面及皮肤重叠褶皱处。

⑨ 擦拭身体前面时采用仰卧位，擦拭身体背面时采用侧卧位。

 温馨提示

要把老人身体全部擦洗一遍很费时间，也很辛苦，因此，可以分几次完成。另外，在老人发烧、脉搏跳动过快、血压高时不要进行擦浴。要根据老人的身体情况调整擦浴时间、部位和次数。

5.7 为老人洗脚

每天临睡前，准备38 ～ 40℃的热水，将老人的双脚浸泡于覆过脚面的水中。然后用

手反复搓揉足背、足心、足趾，可以重力按摩足部一些穴位，如涌泉穴等。为维持水温，可边洗边加热水，浸泡20 ～ 30分钟为宜。

相关链接

洗脚的好处

洗脚是一种安全的物理疗法，不仅可治足部疾患，如脚气、脚垫、脚干裂以及下肢麻木、酸痛、肿胀等病症，而且对防治感冒、关节炎、高血压、神经衰弱、眩晕、失眠等病症也都有确实的疗效。

每天都洗脚，可使足部穴位受到热力按摩，促进人体血脉运行，调理脏腑、平衡阴阳、舒张经脉、轻身健体。

5.8 为老人修剪指（趾）甲

1.为老人修剪手指甲

（1）修甲时间。人体指（趾）甲生长速度平均每日0.1毫米，受疾病、营养状况、环境及生活习惯改变等因素的影响，略有差异。一般15天左右修剪一次即可。

（2）修甲工具。常用的为指甲刀，此外还有磨砂片、竹片等。

（3）修甲步骤与方法。

① 准备物品和器械，包括脸盆（内盛

1/3的温水）、肥皂、毛巾、指甲刀、搽手油等。

② 将老人的手泡在温水中，然后用肥皂和水清洗干净，一方面可松解指甲缝里的脏物；另一方面可暂时软化指甲表面。

③ 洗净后用毛巾擦干双手。

④ 涂擦手油，并反复揉擦。

⑤ 用指甲刀修剪指甲。不要剪得太秃，同时剪掉倒刺，倒刺千万不要用手撕。

⑥ 用指甲刀的锉面将指甲边缘锉平，以免粗糙的指甲边缘勾挂衣服，或引起指甲破损。

温馨提示

对手颤或患抑郁症的老人，不能用剪刀剪指甲，以免发生伤害。

2.为老人修剪脚趾甲

老人自己剪脚趾甲是最困难的事，要尽量为其做好这项护理。

（1）准备物品和器械，同上。

（2）让老人泡脚，时间可依趾甲厚度、硬度及老人全身情况等而定。

（3）用肥皂和水清洗双脚，用毛巾擦干，涂油膏。

（4）用指甲刀沿切线方向剪脚趾甲，然后用指甲刀的锉面磨平趾甲边缘。

3.注意事项

（1）如趾甲长到肉里，应尽量剪掉。

（2）不要把脚趾甲剪得太短，尤其是甲沟两边，要修磨得光滑，趾甲游离缘要方形，而不应该是圆形或尖形，防止趾甲长进肉里造成嵌甲。

（3）修理趾甲时，注意观察老人有无鸡眼和胼胝，如有，可用油膏软化，并请医生治疗。

（4）对糖尿病患者，剪脚趾甲时要特别小心，因为他们特别容易受伤及发生感染，而且伤口不易愈合。

5.9 为老人更衣

1.坐立位（以右侧麻痹为例）

（1）脱开衫。

① 将衣服脱到两侧肩膀处，先将健侧的手臂从袖子中抽出。

② 将患侧的手臂从袖子中抽出。

（2）穿开衫。

① 先将一个衣袖全部套进患侧手臂，再拎住衣领将衣服披到肩上。

② 将衣服绕到健侧前部，再将健侧手臂伸进衣袖。

③ 将纽扣扣好，整理背部及下摆部分。

（3）脱套头衫。

① 将上衣挽起直至胸部。

② 拉住袖子和腋下部位，将健侧手臂从袖子中抽出。

③ 从健侧部分将头从衣服中伸出，再顺着患侧手臂将衣服脱下。

（4）穿套头衫。

① 按照患侧→健侧的顺序将衣袖套到手臂上，再将头套进衣服里。

② 整理背部和下摆部分。

温馨提示

　　半侧麻痹的情况下，根据"脱健穿患"的基本理念来进行。为了防止褥疮，尽量不要让衣服起皱。

2.卧床位（以右侧麻痹为例）

　　（1）脱前开襟的睡衣和上衣

　　① 从健侧肩膀开始将衣服脱下，再让老人翻身侧卧，健侧在下。

患侧

② 将已将脱下的睡衣部分塞进身下，将患侧睡衣脱下，拉到身前。

　　（2）穿前开襟的睡衣和上衣。

　　① 将新睡衣通过患者上方手臂（患侧），将睡衣与背部中心匹配好后，将衣服的下方塞进身体下面。

② 让患者平躺，从身下将睡衣拉出，将健侧手肘弯曲套进衣袖。

④ 手抓着健侧脚脖子，将裤管脱下，患侧也同样进行。

患侧

③ 整理背部和下摆，与前面一致。

（3）脱裤子。

① 先向老人说明，征得老人的同意。

② 协助老人仰卧，解开腰带。

③ 叮嘱老人屈膝，双脚尽力蹬床，护理员在老人的配合下，用一只手托起老人的腰部，另一只手抓住老人的裤腰部，迅速将裤子脱至大腿部。

（4）穿裤子。

① 先把一条裤腿卷起来，从裤脚处伸进一只手，把裤腿套在护理员的手臂上，并抓住老人的脚，用另一只手将裤腿套到老人腿上，然后用同样的方法再套另一条裤腿。

② 叮嘱老人屈膝，双脚蹬床，护理员在老人的配合下，用一只手托起老人的腰部，另一只手抓住老人的裤腰部，迅速将裤子穿提上去。

温馨提示

衣服尽量选择吸湿性较强、触感轻柔的棉质材料，以及富有伸缩性弹力的材料。

5.10 为老人整理床铺

（1）关好门窗，移开床旁桌椅。如病情许可，可放平床头，便于彻底清扫。

（2）协助老人翻身至对侧，松开近侧床单，用床刷从床头至床尾扫净床单上的渣屑，应注意将枕下及老人身下各层彻底扫净，然后将床单拉平铺好，协助老人翻身卧于扫净的一侧。

（3）转至对侧依上法逐层清扫，并拉平床单铺好，帮助老人仰卧躺好。

（4）整理被子，将棉被拉平，为老人盖好。

（5）取下枕头，揉松，放于老人头下。

5.11 为老人更换床单

（1）酌情关好门窗。

（2）放平老人，帮助老人侧卧在床的一边，背向护理员，枕头与老人一起移向对侧。

（3）将脏污床单卷起，塞入老人身下，扫净垫褥上的渣屑。

（4）将清洁床单铺在床的一边（正面在内），叠缝中线与床中线对齐，将上半幅卷起塞在老人身下，靠近侧的半幅自床头、床尾、中间先后履平拉紧塞入床垫下，帮助老人转侧卧于清洁床单上。护理员转至对侧，将脏

污床单从床头至床尾边卷边拉出，然后将清洁床单拉平，用上法铺好，帮助老人取仰卧位躺好。

（5）盖好棉被，拉平，使老人舒适平卧。

（6）一手扶住老人的头颈部，另一手速将枕头取出，然后轻轻放下老人头部，迅速更换枕套后给老人枕好。

5.12 预防褥疮

1.卧床老人易患褥疮部位

褥疮发生在长期受压和缺乏脂肪组织、无肌肉包裹或肌肉较薄的骨隆突处，如枕骨粗隆、耳郭、肩胛部、脊椎体隆突处、髋部、髂嵴、骶尾部、坐骨结节、内外踝、足跟部等。多由于患者全身营养及代谢的改变，长时间受压引起局部血液循环障碍而促成褥疮发生。

仰卧易生褥疮的部位

脚后跟　　尾椎骨　手肘　肩胛骨　后脑勺

脚踝内侧　膝盖内侧　　　　　　　　耳朵

脚踝外侧　膝盖外侧　臀部骨头　　　肩膀

侧卧易生褥疮的部位

坐姿易生褥疮的部位

肩胛骨

尾椎骨

坐骨部位

膝盖背面

脚底

2.褥疮的预防与护理

（1）勤翻身。翻身时应特别注意枕骨粗隆、耳郭、肩胛部、肘部、骶尾部、髋部、膝关节内外侧、内外踝、足跟部等骨突受压部位。卧床老人应每2小时翻身1次，夜间可每3小时翻身1次，动作要轻柔，避免拖、拉、推等动作，以免擦伤皮肤。骨突起部位，应加用海绵垫，有条件者可垫上橡胶圈，以减轻局部受压。

相关知识

如何帮助卧床老人翻身

1.老人从仰卧位转到健侧在下的侧卧位

（1）床铺必须尽量保持平整。

（2）老人屈膝平躺，足跟紧贴床铺，以保持平衡。

（3）方法：护理员一手将膝关节向下托，另一手翻转骨盆，接着借枕头移动肩关节，使老人翻转。要注意，动作不能太重，避免老人肩关节脱位，要教会老人在护理员翻转上身时做配合，用下肢协助做翻转动作。

（4）可训练老人以健侧手支持患侧手伸直，护理员同时翻转臀部和足底以引导偏瘫侧翻转。

2.老人从侧卧位转到仰卧位

（1）老人偏瘫侧膝关节屈曲。

（2）老人双手紧贴一起，以利于掌握平衡。

（3）护理员同时翻转肩和臀部，使老人仰卧。

3.老人从仰卧位转到患侧在下的侧卧位

（1）护理员同时引导老人偏瘫侧肩和膝关节，帮助固定和内收这两个关节。

（2）老人自行把健侧肢体移到另一侧。

（3）护理员动作要缓慢，要注意老人患侧肢体的位置。

4.帮助老人从卧位到坐位

（1）护理员一手扶住老人偏瘫侧肩部，

另一手抱住老人的膝关节，使老人膝关节屈曲，然后缓慢地移动老人，使老人坐起来。

（2）老人可自行训练用健侧手撑住床铺，配合护理员动作，以减轻护理员负担。

（2）勤换洗。对大小便失禁的老人，要及时清除排泄物，避免因潮湿刺激皮肤。对被排泄物污染的衣服、被褥、床单等，应及时更换，保持老人皮肤清洁卫生，以免感染。

（3）勤整理。要保持床铺清洁、平整、干燥、柔软，每次帮老人翻身时要注意整理床面，使其平整，无杂物，防止擦伤皮肤。

（4）勤检查。每次翻身时要注意观察老人局部受压的皮肤，发现异常时立即采取积极措施，防止病情发展。

（5）勤按摩。主要是按摩褥疮易发的骨突出部位。按摩时用手掌紧贴皮肤，压力由轻到重，再由重到轻，做环形按摩。按摩后用5%的酒精或红花油擦涂，冬天可选用跌打油或皮肤乳剂，以促进局部血液循环，改善营养，防止褥疮发生。

（6）加强营养。营养不良者皮肤对压力损伤的耐受能力较差，容易发生褥疮，所以，应给予高蛋白、高维生素饮食，并应协助老人摄足水分，以增强皮肤的抵抗力。

（7）协助做床上运动。鼓励老人做床上运动，不能活动者的被动肢体运动不仅可以减轻组织受压，也可以促进血液循环。

（8）心理支持及健康教育。及时与老人沟通，了解其心理状态，对于拒绝翻身的老人，要讲明预防褥疮的重要性。

3.褥疮的家庭治疗

可在医务人员指导下进行以下操作。

（1）凡发生红肿、水疱或疮面的部位，必须定时变换体位，并酌情增加翻身次数，使用适当的垫圈，如有洞的床板、床垫等，以减少局部皮肤受压。

（2）局部红肿者涂以2.5%的碘酊，或用75%的酒精湿敷，以促进吸收和消散，千万不可按摩。

（3）有水疱者，在水疱部位用2.5%的碘酊和75%的酒精消毒，用一次性无菌注射器（医疗器械商店有售）抽出疱内液体，再涂上消炎药膏，盖上无菌纱布。

（4）如皮肤已破溃，但创面不深、不大，可用60～100瓦灯泡烤创面，使其保持干燥，每次20分钟，但要掌握好距离，防止烫伤，烤后涂消炎药膏，盖上纱布。

（5）增加老人营养，以利创面愈合。

 温馨提示

创面较深、较大者，应请社区医务人员诊治，或到医院诊治。

第**6**章

老人安全保护

6.1 协助老人正确使用轮椅

1.打开与收起

打开轮椅时，双手掌分别放在轮椅两边的横杆上（在扶手下方），同时向下用力即可打开。收起时先将脚踏板翻起，然后，双手握住坐垫中间的两端，同时向上提拉。

2.保护老人自己操作轮椅

（1）平地操纵轮椅。

① 向前推。坐好后，将制动器松开，眼看前方，双手向后伸，稍屈肘，双手紧握手动圈的后半部分。向前推动时，上身前倾，双上肢同时向前推，并伸直肘关节，当肘关节完全伸直后，放开手动圈，如此重复进行。

一侧肢体功能正常，另一侧功能障碍（如偏瘫），或一侧上下肢骨折等的老人，可以利用健侧上下肢同时操纵轮椅。方法如下：先将健侧脚踏板翻起，健足放在地上，健手握住手轮。推动时，健足在地上向前踏步，与健手配合，将轮椅向前移动。

② 轮椅在平地上倒退。

◆ 双臂在轮把之间绕过椅背，伸肘置双手于手动圈上。

◆ 倾身向后，压低双肩，使手臂有足够的力气将车轮向后推动。对于不能将轮椅推上斜坡者，也可运用这种方法使轮椅倒上斜坡。

（2）斜坡上操作轮椅。

① 上斜坡。上斜坡时，保持上身前倾，重心前移，其他方法与平地推轮椅方法相同。如果上坡时轮椅后倾，很容易发生轮椅后翻，护理员应予以保护。

② 下斜坡。伸展头部和肩部，并应用手制动，可将双手放在车轮前方进行制动。

（3）转换轮椅方向（以转向左侧为例）。

① 将左手放在手动圈后方。

② 左臂略向外侧旋转，从而将身体重量通过左手传递至车轮内侧。

③ 用左手将左侧车轮向后转动，同时右手在正常姿势下将右侧车轮转向前方。

3. 护理员推轮椅

（1）在平地上推轮椅。

① 站在轮椅后，手握靠背后的两个把手，用力向前推。

② 注意地面上细微的凹凸不平情况，尽量使轮椅保持平稳。

③ 看清要去的地方，在拐角处特别当心。

④ 若转弯太急，老人可能受到损伤或从轮椅上掉下来，所以应为老人系好安全带。

⑤ 不要推得过快，否则需要时难以停车。

⑥ 警惕湿滑地面，避免摔倒或失控。

（2）斜坡上推轮椅。

① 上坡。要保持平稳推车的方法，蹬地的腿要平稳，慢用力，两臂保持屈位，手持车推把，身体微前倾。切记两臂不得伸直，两腿不要大步前蹬，身体重心不能向前靠在两手上，这样可避免滑倒和蹬空。不要突然加速发力，要始终保持身体与车把手的正常姿态，与车同进。

② 下坡。手臂弯曲，加力蹬腿，身体略后仰，双手控制车的前冲速度，保持平稳行进。当遇有较大的坡度时（一般超过15度），应采用倒车下坡的技术，缓慢地倒退滑行，一定要控制车速，保证老人的安全。

③ 上阶梯或过障碍物。应倾斜轮椅背，先将前轮（小轮）放在阶梯或障碍物上，然后向前，推动后面的大轮上阶梯或过障碍物。若阶梯或障碍物太高，应请人协助。下阶梯或过障碍物时，倾斜轮椅背，以使大轮容易越过阶梯或障碍物。

（3）接近人群或转弯时的操作。当接近人群或需要转弯时，应给予提示并减速，左转时，左手轻拉住车把手，右手慢推，通过弧线调整方向，然后继续做行进动作；如右转时，动作相反。

（4）推轮椅的注意事项。

① 注意安全，进出门或遇到障碍物时，勿用轮椅撞门或障碍物（特别是老人大部分都有骨质疏松症，易受伤）。

② 推轮椅时，要叮嘱老人手扶着轮椅扶手，尽量靠后坐，勿向前倾或自行下车，以免跌倒，必要时加约束带。

③ 由于轮椅的前轮较小，在快速行进时如遇到小障碍物（如小石子、小沟等）易造成轮椅突停而导致轮椅连同老人向前倾翻而伤害老人，护理员一定要小心，必要时可采用后拉的方式（因后轮较大，越障碍的能力较强）。

④ 推轮椅下坡时速度要慢，要叮嘱老人的头及背应向后靠并抓紧扶手，以免发生意外。

⑤ 随时注意观察老人，老人如有下肢浮肿、溃疡或关节疼痛，可将脚踏板抬起，垫以软枕。

⑥ 天气寒冷时注意保暖，将毛毯直铺在轮椅上；还要用毛毯围在老人颈部，用别针固定；围着两臂，别针固定在腕部；再将上身围好，脱鞋后用毛毯将双下肢和两脚包裹。

⑦ 应经常检查轮椅，定时加润滑油。

🔍 相关知识

轮椅转移技术

这里以偏瘫病人为例。

1.从床上向轮椅转移

床铺高度要与轮椅座接近，床头应装一个短扶手，轮椅带有制动器和拆卸式搁脚板。将轮椅放在病人的健侧。轮椅与床尾稍呈一定角度（30～45度）。

（1）病人坐在床旁，先锁上轮椅的制动器。

（2）病人躯干向前倾斜，同时用健侧脚和手向下撑，移向床边。

（3）将健侧膝屈至90度以上，并把健侧脚移到患侧脚的稍后方，便于两足自由转动。

（4）抓住床扶手（如平衡不稳则抓住轮椅扶手的中部），病人的躯干向前移动，用健侧臂向前撑，使大部分体重转移到健侧小腿，达到站立体位。

（5）病人将手移到轮椅远侧扶手的中部，并移动两足，使自己呈准备坐下的体位。

（6）病人坐上轮椅以后调整自己的位置，松开制动器，后退轮椅离开床。

（7）将搁脚板归位，用健侧手将患腿提起，并把足放在搁脚板上。

2.从轮椅向病床转移

（1）轮椅朝向床头位置。

（2）锁上制动器后，用健侧手将患侧脚提起，然后将搁脚板翻向侧边。

（3）将躯干向前倾并向下撑，移到轮椅的前部，直至两足垂下，健足位于患足后。病人抓住轮椅扶手（或床扶手），躯体向前移，用健侧上下移动支撑体重而达到立位。

（4）站立后把手移到床扶手上，并移动两足，使自己呈准备坐到床上去的体位，坐到床边后躺下。

3.从轮椅到坐便器的转移

病人必须能自己穿脱衣服，坐便器最好高于地面50厘米并能升降，坐便器旁边的墙上应安装扶手。

（1）轮椅斜放，使病人的健侧接近坐便器。

（2）锁上制动器，然后双足离开搁脚板并把搁脚板翻至侧边。

（3）健侧手放在轮椅的扶手上，然后躯干前倾，在轮椅内向前移动。

（4）用健侧腿支撑自己的大部分体重从轮椅内起立。起立的力量主要来自于健侧腿。

（5）站立后，转动两足，直至站立在坐便器前面。将裤子退下并坐在坐便器上。

从坐便器上转移到轮椅上时，可按上述程序反过来进行。

4.从轮椅向浴盆内转移

病人有足够的体力，并具有移到13～18厘米高的木椅上的能力，能转移到浴盆中去时使用此方法。应选用两把坚固的木椅，一把放在浴盆旁，一把放在浴盆内。浴盆中的木椅应当矮些，使浴盆内、外两把木椅与浴盆边的高度相同。矮木椅应装上橡胶垫，以防止椅子滑动。

（1）病人的健侧手放在椅座上，健肢脚踏在地板上，身躯移到木椅边，并向浴盆边移。

（2）用健侧手提起患侧腿并把它放到浴盆中。

（3）用健侧手和腿支撑，手抓住墙壁上的扶手，使身体滑到浴盆内的椅子上而进入浴盆内。

（4）最后把健侧移入浴盆内。

5.从浴盆内向轮椅转移

（1）放干浴缸内的水。

（2）用健侧支撑，手抓住墙壁上的扶手，使身体站起来。

（3）用健侧手提起患侧腿移出浴盆外。

（4）再用健侧手按到椅座上，健肢脚踏在地板上，身躯移到轮椅上坐下。

6.2 协助老人正确使用拐杖

1.调整拐杖的高度

使用者站立，双手自然下垂，拐杖的把手高度在使用者的手腕处为宜。如果是特制的则不必调节。

2.检查拐杖

主要检查拐杖的把手是否有松动，拐杖与地面接触的橡胶垫是否完好，调节高度按钮是否锁紧等。如果有任何一项不符合要求就不能使用。

3.借助拐杖行走

（1）平地行走。先把拐杖向前伸出约15厘米，然后患侧腿向前落在拐杖稍后处，接着健侧腿向落在拐杖稍前一步大约20厘米处，如此反复。

（2）上楼梯。先上健侧腿，再上拐杖，最后是患侧腿。

（3）下楼梯。先下拐杖，然后是患侧腿，最后是健侧腿。一格格下楼梯，不要着急，需护理员监护。

相关知识

如何正确选择拐杖

为老人购买拐杖时，一定要遵循以下

原则。

（1）拐杖底端一定要有橡胶套（垫），橡胶和地面的摩擦力很大，可以保持拐杖着地时又轻又稳、不会打滑。要经常检查橡胶（垫）有无磨损，若使用时间长，橡胶套（垫）脱落，应及时更换，用补自行车胎的胶皮即可，以防摔倒。

（2）拐杖扶手的长度要超过手掌的宽度，这样老人握起来，手腕会比较放松。拐杖的扶手握起来要舒服，要保证老人随时能用上力，患有关节炎或中风的老人，更要在医生的指导下，制作专用的扶手。当老人站直、握紧拐杖与腿平行时，胳膊最好与拐杖呈30度角，否则，老人握起来不舒服。

（3）一般要选择结实、耐用、不易变形的木制拐杖，尽量不要用金属拐杖。拐杖的重量以250～350克为好，表面不要太光滑，握在手中应具有舒适、安全的感觉。拐杖的高度应因人而异，即扶手上缘应与脐部或脐上两横指处平齐。

6.3 帮助老人变换体位

1. 由仰卧位向侧卧位的变换（以左侧麻痹为例）

（1）在变换体位前先向老人说明，不能在老人不知情的情况下变换体位。

（2）让老人两臂交叉于胸前，双膝弯曲。如果老人半身麻痹，按照图例使患侧膝盖立

起，健侧的脚从患侧膝下通过伸直。

（3）护理员将手放在老人肩胛骨和腰部，弯下腰，微屈膝盖，将老人的身体拉至身前。半身麻痹的老人健侧朝下。

（4）老人翻身后，护理员要用双手托起老人的腰部，把老人的身体向床中间移一移。

（5）把卷好的被或毛毯垫在老人的背后，把靠垫分别垫在老人的身体受压部位，两腿之间则夹枕头或靠垫，以保持体位的稳定与舒适。

（6）整理床铺。

2.由侧卧位向端坐位的变换（以左侧麻痹为例）

（1）护理员单手放到老人膝盖下，另一只手环绕老人肩膀，将其双脚靠床边放下。

患侧

（2）以老人臀部为支点撑起全身，将双脚向斜下方推挪，调整姿势使双脚着地。

3.由仰卧位向长坐位的变换（左侧麻痹为例）

（1）让老人将手臂置于胸口，护理员左臂伸进老人左肩下方，通过肘部力量支撑老人肩膀。

患侧

（2）以护理员的左部手肘为支点，将患者左肩拉至照护理员面前，右手按住老人右臂，像画半圆弧形一样将老人扶起。

（3）右侧麻痹的患者则向反方向进行以上操作。

温馨提示

体位的变换不仅仅是为了便于更衣和移动，也是为了防止老人体力下降、血压调整能力衰弱、褥疮等。

6.4 协助卧床老人翻身

1.一人节力翻身法

这里以平卧位翻左侧卧位为例，操作步骤如下。

（1）护理员站在床的右侧，两腿距离10～15厘米以维持平衡，重心稳定。将老人左右手交叉放在其腹部。

（2）移上身。上身的重心在肩背部，护理员用右手将老人的右肩稍托起，左手伸入腋下，用手掌及手指扶托其颈项部；右手移至对侧左肩背部，两手合力抬起老人上身移向近侧。

（3）移下身。下身的重心在臀部，护理员左手先伸到老人腘窝，右手扶在足背上，使其屈膝；然后右手沿腿下伸到尾骶部，左手移到对侧左臀部，两手合力抬起老人下身移向近侧。

（4）调整体位。左手扶住背，右手扶住双膝，轻轻翻转老人。抬起老人右腿，拉平裤子，托膝使老人屈髋，膝放在床旁。抬左腿，拉平裤子，放在床中。平整老人衣服，以软垫支持老人背部和双腿，取舒适卧位。

左侧卧位翻平卧位时，护理员应站在老人左侧，其他操作步骤与上述程序正好相反，两手动作相互调整。

2.两人节力翻身法（平卧翻侧卧位）

对于身体胖重且不能活动的老人，如截瘫、偏瘫、昏迷等病人，宜采用两人协助翻身法。操作步骤如下。

（1）两位护理员站在床的同侧，让病人两手放在其腹部。

（2）一个人托住其颈肩和腰部，另一人托住臀和腘窝部，两人同时将病人抬起移向床缘，分别扶托肩、背、腰、膝部位，轻推，使病人转向对侧。

温馨提示

对插有导管的病人，应先将导管安置妥当，翻身后要检查导管，确保通畅。

6.5 协助老人移动身体

1.将老人移至床头

瘫痪老人在床上呈半卧位时，容易向下滑到床尾，护理员应帮助其移向床头，调整姿势使其舒适。操作步骤如下。

（1）床头竖立一个枕头，以防向床头移动时头部碰伤。

（2）将老人双手交叉放在其腹部，以免移动时老人双手晃动或牵拉引起意外。

（3）让老人屈膝，双足抵住床垫。若老人神志不清，应在其双膝下放一个小枕，这样在移动时可减轻双腿重量而省力气。

（4）护理员一只手伸入老人腰下，另一只手绕过老人用双手环抱住老人，将老人躯干移向床边。

（5）用双手移动老人的两腿到床边。

（6）将枕头自头部下移至肩下与上背部处，抬高老人的上半身，这样有助于老人身体上部向床头移动。

（7）护理员站在床的一侧，一手拉枕头的上角，一手拉枕头的下角（成对角线），或站在床头双手拉枕头的两侧，用枕头将老人身体上部移向床头方向。

（8）移动后，将老人的头部枕头回归原位，去除颈下枕头，使老人更换为仰卧位。

💡 温馨提示

在要移动老人身体前，护理员应洗净并温暖自己的双手。同时准备好物品，如小枕头、软枕（长圆枕）或毛毯卷，数目根据需要而定。关闭门窗，避免对流风。

2.将老人移至床边

将老人由床中央移至床的一侧，或由床的一边移至另一边，操作步骤如下。

（1）护理员将老人的双手交叉放在其腹部，将枕头自头部下移到肩下与上背部处，以抬高老人的上半身。

（2）护理员将手拽住枕头上侧，用枕头带动老人身体上部移向床边。

（3）护理员一只手伸入老人腰下，另一只手绕过老人用双手环抱住老人，将老人躯干移向床边。

（4）以双手移动老人的两腿到床边。

（5）将头部的枕头放回原位。

3.协助老人坐移床边

操作步骤如下。

（1）将老人的双膝微屈，放下床挡。

（2）护理员面向老人，两腿分开，双膝微屈，靠近床侧的手伸入老人颈肩下，另一只手托住老人腘窝处或小腿下，或者越过老人双膝由对侧伸入老人腘窝或小腿下，转身利用身体转轴转动将老人扶起，使其坐在床边。

（3）注意事项。老人初次坐起时，应注意安全和保温，观察老人面色、脉搏、呼吸。长期卧床的老人不能突然坐起来，因突然坐起容易出现体位性低血压，所以应慢慢坐起。

4.协助老人下床及行走

"协助老人坐移床边法"是协助老人坐起来。如果老人没有任何不适，即可进一步协助老人下床。操作步骤如下。

（1）护理员面对坐在床边的老人，嘱咐老人用双手环抱住护理员的肩部，护理员分开两腿，夹住老人双腿，双臂抱住老人的腰部。如果老人身体较重，可用双手拉住老人的腰带，用力协助老人站起来。

（2）老人站起来后，护理员将双腿分开，并用膝盖抵住老人的膝部，以防止老人膝部不自主地弯曲而跌倒。

（3）老人想行走时，护理员要站在老人的健侧，让老人用健侧的手臂搂住护理员的肩部，护理员则用一只手握住老人放在肩部的手，另一只手围住老人的腰部，协助老人行走。

5.协助老人移动身体的特殊部位

为改善局部血液循环，缓解充血或疼痛，或为检查出血情况，可将身体某部分抬高。通常用枕头来抬高腿部或手臂，而用沙袋、枕头或毯子卷等帮助部分身体保持某种体位。

6.6 老人走失的预防与应对

1.老人走失的预防

（1）老人外出时，尽量由护理员或家人陪同，避免老人离开陪同人的视线范围。

（2）平时经常让老人背诵重要联系人的电话号码。告诉他们不要前往人多或交通复杂的场所，与家人失散时应在原地等候，不要乱走。

（3）制作一张身份卡。上面写清楚老人的姓名、家庭住址及联系电话，放在老人的衣袋内或是挂在老人的脖子上，也可将标有身份信息的布片缝在老人的外套上。

（4）多陪伴老人。多与老人沟通，从生活上关心老人，让他们健健康康、开开心心地生活。

2.老人走失的应急处理

如老人走失，及时拨打"110"，详细说明老人当天穿什么衣服及老人的体貌特征，留下具体联系方式，以便好心人发现走失的老人报警时，接警员能及时核对并及时和家人联系前去认领。

6.7 跌倒的预防与处理

老人跌倒的发生率随着年龄的增长而增多，因跌倒而造成骨折的情况也时有发生。

1.老人跌倒的常见原因

（1）诱发老人跌倒的自身因素。人体姿势稳定性有赖于感觉器官、中枢神经系统及骨骼肌肉功能的协调一致，扰乱这一功能系统的任一因素，均能破坏机体的内在稳定性，成为诱发跌倒的内在因素。

① 某些导致晕厥的老年疾病。影响脑血流灌注及氧供应的心血管疾病，如血压过高、糖尿病患者低血糖、症状性低血压、心房纤颤、心律失常等，均可导致头晕、体力不支而跌倒。

② 骨骼关节、肌肉疾病。老人由于髋、膝、踝关节活动障碍、肌无力而跌倒。

③ 药物副作用。很多药物可以影响神志、精神、视觉、步态、平衡、血压等，服用这些药物后可增加跌倒的发生率，包括镇静催眠药、抗焦虑抑郁药、降压与利尿药等。

④ 听觉、视觉、平衡功能障碍。患有脑血栓、帕金森病、小脑功能不全的老人平衡功能较差，容易跌倒。

（2）诱发老人跌倒的环境因素。对于老人来说，由于步态不稳及平衡功能较差，许多习以为常的环境因素都可以导致跌倒，如光滑的地面、松脱的地毯、过道障碍物等均可能使老人站立不稳而跌倒。过强或过暗的灯光、浴室或楼梯缺少扶手、家具摆放不当等也是构成老人跌倒的潜在危险因素。

2.老人跌倒的预防

预防老人跌倒的措施如下。

（1）建立适合老人特点的生活环境。

① 老人居室应布局合理、安全。入室有充足的照明，避免灯光直射，最好有夜灯且电源开关容易触及。

② 地面应平坦，保持干燥。

③ 物品应摆放有序，通道无障碍物，沙发勿过度软松、凹陷，坐椅应较高，使其容易站起。

④ 衣服应轻便合身，裤子不宜过长，以免绊倒。外出不宜穿拖鞋，鞋的大小要适宜，鞋底要防滑。

⑤ 老人在下蹲、坐位或卧位起床直立或准备行走之前，动作应该缓慢，先站稳适应一下再起步行走，以免发生体位性低血压而摔倒。

（2）预防因生理因素所导致的跌倒。

① 对于高危人群，日常活动如起床、散步、如厕及洗澡等应随时有人照顾，以防跌倒。

② 视力、听力差的老人外出一定要有人陪同。有视网膜疾病或白内障要及时治疗；眼镜度数一定要合适；在冬天勿使围巾遮盖眼、耳，避免平衡失调引起跌倒危险的增加。加强平衡训练可减少跌倒的发生概率。

③ 对骨质疏松的老人，适量服用活性型维生素D_3可增加肌力，增加躯体的稳定性，防止跌倒。

（3）正确、合理用药。

① 正确指导老人用药，对于服用镇静剂、安眠药的老人，劝其未完全清醒时不要

下床活动。

② 服用降糖、降压、利尿药的老人，应遵医嘱服药，勿乱用药，并注意用药后的反应。

③ 对于大量吸烟和酗酒的老人，多做健康知识宣传，避免因吸烟和饮酒过量引起不适而跌倒。

3.老人跌倒后的护理

（1）老人跌倒后不要急着扶。由于老人多骨质疏松，跌倒后很容易出现骨折。当老人摔倒后出现局部疼痛和肢体活动障碍时，有可能已经发生骨折，如被匆忙扶起可能会加重损伤，导致骨骼错位，若是伤到脊柱，甚至可能会损及脊髓。所以，一旦老人摔倒，且怀疑有骨折时，要就地保暖、止痛，防止休克。如出血要马上止血，并用纱布、绷带包起来，就地固定。如果怀疑脊柱骨折，或感觉问题比较严重，应帮助老人保持身体不动，就地等待急救车到来。

（2）确认老人是否昏迷。若能确认老人没有骨折，还要观察老人是否昏迷。意识清醒且没有身体不适的，一般问题不大，稍事休息后就可扶起来；如老人表示心口疼，且本来就有冠心病等心脏问题的，可能是出现了心绞痛，要立刻协助老人含服硝酸甘油等急救药物，待症状缓解后扶起。

如果老人已昏迷，怎么都叫不醒，应立即拨打"120"请求急救，同时可找社区医生前来帮忙。在等待救护车的这段时间内，护理员或家人需将老人在原地缓缓放平至仰卧位，千万不可搬动，更不能抱住病人又摇又喊，试图唤醒病人。然后解开领口，并将头部倾向一侧，保持呼吸道通畅，防止呕吐物反流入呼吸道而引起窒息。必要的时候，可以给老人吸点氧，通常会起到些作用。

（3）跌倒后皮肤有青肿淤伤、肿块的处理。

① 淤伤。先清洗局部，用碘酒、酒精消毒后，冷敷即可。

② 小血肿。将浴巾或纱布浸入冷水或包上冰块，敷在伤处，以使血管收缩，减少出血。根据血肿大小，一般经1～3周淤血即可吸收。

③ 如果血肿面积很大或是撞击后失去知觉，应立即到医院急诊。如不去医院，也要在随后的48小时内保持警惕：如果头部被撞击，应注意观察有无呕吐、昏睡现象，走路是否平稳，如有这些症状，则提示可能是脑部受伤，应尽快去医院检查治疗。

（4）挫伤和扭伤的处理。

① 先用冰块冷敷伤处15分钟，以避免水肿。

② 尽快到医院就诊。根据扭伤程度的不同，处理各异，轻的缠弹力绷带，重的需要夹板和石膏固定，这种情况下，关节可能在1～6个星期内不能转动。

（5）骨折的处理。最常见的有手腕部和股骨、颈骨骨折，应保护及固定骨折处，然后去医院诊治。

6.8 烧伤及烫伤的预防与护理

1.预防措施

（1）使用液化气、煤气及与电有关的用具时，应安装报警器或定时钟，随时提醒老人。

（2）使用热水袋时注意用毛巾或布包裹后再放置皮肤处。

（3）避免端滚油、开水、热汤等。

（4）不可在床上吸烟，使用蚊香时应特别小心，点着的蚊香不要靠近窗帘、床单、纸张等易燃物。

（5）使用电暖器取暖时应放在离脚较远的地方，避免烧伤或烫伤。

2.烧伤或烫伤的急救

（1）着火后要立即灭火，脱去着火的衣服，烫伤后要立即降温并迅速脱下衣服。

（2）用冷水或冰水浸泡或冲淋患处，持续到不感觉痛为止，这样可以减少皮肤的损伤。

（3）除去受伤部位的饰物及衣服，包括戒指、手链、手镯、鞋等，因为受伤部位会因受热而膨胀。

（4）如果皮肤出现水泡，且容易碰破的话，可用经过消毒的针将水泡的底刺穿，挤放出液体。

（5）如果皮肤上的水泡已破或已剥脱，则要清洗伤口，然后用消毒凡士林纱布包扎好，并要每天更换敷料。

（6）如果是不能包扎的部位，可采用暴露法，用消毒纱布将渗出液拭干，关键是要使创面保持干燥，减少病原菌生长的机会。这样持续一星期左右，受伤较浅表面能自行愈合。

（7）如果烧或烫伤的深度为Ⅰ度或浅Ⅱ度，受伤面也不大，在家庭中也可用牙膏迅速涂抹在受伤部位，红肿会逐渐消失，水泡也不会发生。牙膏中除了洁齿的原料外还有薄荷油、甘油和酒精等物，所以能治疗轻微的烧伤或烫伤。

6.9 噎食的预防与护理

老人易发生气管食物阻塞，应引起护理员的高度重视。

1.老人容易发生噎食的主要原因

（1）咀嚼功能不良，大块食物尤其是肉类不容易被嚼碎。

（2）在饮酒过量时，容易失去自控能力。

（3）老人患食管疾病者较多，加上进餐时情绪激动，容易引起食管痉挛。

（4）老人的脑血管病变发生率高，吞咽反射迟钝，容易造成吞咽动作不协调而噎食。

2.发生噎食的特征

（1）进食时突然不能说话，并出现窒息的痛苦表情。

（2）患者通常用手按住颈部或胸前，并用手指口腔。

（3）如为部分气道阻塞，可出现剧烈的

咳嗽，咳嗽间歇有哮鸣音。

3.噎食的预防

老人噎食出现突然，死亡率高，因此必须做好预防工作。

（1）预防脑血管疾病，治疗食道病变，保持情绪乐观。

（2）提供的食物要软，骨头、刺等要剔除。要指导老人慢慢进食、细嚼慢咽。

（3）饮酒和抽烟均应严格控制，以减少噎食的诱因。

4.发现老人噎食的应急措施

一旦发现老人噎食，应采取如下措施。

（1）如患者处于卧位，抢救者应立即用双手在患者的剑突（即心窝稍下部）下，向上给予连续、有节率的猛烈冲击。

（2）如患者处于坐位或立位，抢救者应立即用双拳或其他硬物顶于患者剑突下，向内向上，用力按压。

阻塞物
气压
膈
用力的方向
用力点

（3）经上述处理后，横膈迅速上抬挤压胸腔，造成的气流压力，足以将堵塞的食物团冲出，往往可使患者起死回生。

6.10 擦伤、刺伤、割伤等的预防与护理

1.预防

（1）尖锐物件如刀、针等应放在安全处，生锈及破损的器皿应及时更新。

（2）使用刀、剪等锐器时，光线要充足，并佩戴合适的眼镜。

（3）切菜、切肉时要小心手指，以防被刀割伤。

2.擦皮伤的处理

（1）立即用酒精、肥皂水或清水将伤口上的泥土清洗干净。

（2）出血较多时，用棉球或纱布（干净的手帕或卫生纸也可）压在伤口处数分钟，待不出血时将紫药水涂于伤口处。

（3）一般不深的伤口无需包扎，伤口暴露更有利于愈合。泥土清洗干净后，伤口处暂时不要沾水，待过几小时或第二天会发现有清亮的液体渗出，可用理疗灯或台灯对着伤口烤10分钟左右，3～5天就可愈合。

（4）如果伤口过深，应及时到医院就诊。

3.刺扎伤的处理

被刺伤后，不要一味关心伤口大小和出血多少，重要的是判断有无断刺残留在伤口里。

（1）如果有刺，要先设法拔出。可以用酒精在伤口周围消毒，并用经过火烧或酒精消毒的镊子设法将刺完整拔出。

如果刺外露部分很短，镊子无法夹住，则用消毒过的针挑开伤口外皮，适当扩大伤口面，让刺尽量外露，夹住轻轻向外拔出。用碘酒在伤口周围消毒后，敷上创可贴。

（2）确认没刺时，可轻挤伤口，挤出瘀血，减少伤口再次感染的机会。然后用碘酒在伤口周围消毒后，敷上创可贴。

4.割伤的处理

被水果刀、菜刀等利器割伤引起大量出血时，不必过于惊慌。

（1）如果割器不干净，用清洁的水冲洗伤口，裹上纱布。

（2）如果血液依旧慢慢渗出，应把纱布稍微包厚一点儿，并在伤处扎紧绷带。把手抬到比心脏高的部位，以利于止血。

（3）若是血液喷涌而出，可在离心脏端近的手指两侧压住血管，也可用橡胶管或绳带绑住手指根部的血管。谨记长时间扎得过紧会使手指缺血，甚至坏死，所以每隔20～40分钟应松开一次。

（4）对较深、较大的伤口，必须去医院诊治，如对伤口进行缝合，8～10天后即可拆线。

5.剪伤的处理

指甲剪得太"秃"，指甲缝可能破裂出血。可用蜂蜜对一半温开水搅匀，每天抹几次。

（1）如果是甲床下出血，血液没法流出，甲床根部隆起，会疼痛难忍不能入睡。可在近指甲根部用烧红的缝衣针扎一个小孔，将积血排出，消毒后加压包扎指甲。

（2）有指甲破裂出血史的人，日常饮食中多吃含维生素A多的食物，如白菜、萝卜、韭菜、猪肝，增加皮肤和指甲的弹性。

> **相关知识**
>
> ### 创可贴的正确使用方法
>
> 由于创可贴的结构所限，一般只能用于较为表浅、创口整齐干净、出血不多而又不

需要缝合的小伤口，从而起到暂时止血、保护创面的作用。但使用时间不宜过长。

（1）先将伤口清理干净后再使用创可贴。有人直接把创可贴覆在伤口上，这样是不正确的，非常容易导致伤口感染。

（2）如果贴在伤口上的创可贴被水浸湿，应立刻更换。

（3）创伤严重、伤口有污染者，应尽快到医院治疗。对伤口进行清创处理以前，不可使用创可贴。

（4）深而窄的伤口，如铁钉、刀尖扎伤等，止血后应当使伤口暴露，以防破伤风菌感染伤口，不能使用创可贴。如有必要应该在医生指导下注射破伤风血清。

（5）创面不干净或伤口内有异物时，不能直接用创可贴，应先清创或取出异物后再消毒和包扎。

（6）烧伤或烫伤后出现溃烂、流黄水，也不能用创可贴，以防分泌物引流不畅而继发感染。

（7）对皮肤轻度擦伤、仅有少量出血者不必使用创可贴，用碘酒或医用酒精涂一下，就能起到预防感染的作用。如果不放心，可以再用紫药水薄薄地涂覆一层。

（8）已污染或感染的伤口，创面有分泌物或脓液的伤口也不能使用创可贴。

（9）新式的创可贴一般在贴胶上面做了特殊处理，可以防止揭下来的时候撕裂伤口，如果怕撕下创可贴的时候伤口疼痛，可以把电吹风调至低温挡，对着创可贴吹上30

秒，就可以轻松撕下来。

6.11 突然晕倒的预防与护理

突然晕倒，是由于各种原因使大脑处于一时性缺血而突然发生的。

1.预防措施

（1）早睡早起，适当锻炼，如快走等。

（2）一定要吃早餐，吃饭以清淡为好，不要油腻辛辣。

（3）脑供血不足者饮食上要远"三白"（糖、盐、猪油），近"三黑"（黑芝麻、蘑菇、黑米）。从营养价值看，"四条腿"（猪、牛、羊）不如"两条腿"（鸡、鸭），"两条腿"不如"一条腿"（蘑菇），"一条腿"不如"没有腿"（鱼），应经常吃海带、河鱼等。因为鱼油可降低脑细胞的死亡速度。

（4）厕所和浴室地板上覆盖防滑材料，卧室铺地毯，室外活动宜在草地或土地上进行，避免站立过久。

（5）患有颈椎病、高血压、糖尿病、心脑血管病的老人，尽量不要单独外出，上街购物须有人陪同。一定要随身携带药品，稍有不适立即服药，并及时拨打"120"求助。

（6）老人在外出前先量量血压，做好各种准备，避免发生意外。同时，患有呼吸道疾病的老人外出时也应做好相应的防护措施。

2.老人突然晕倒的应急处理

（1）发现老人晕厥后应将其头置于低位（卧位时使头下垂，坐位时将头放在两腿之间），保证脑部供血，解开衣扣，头转向一侧，保持呼吸道通畅。

（2）在面部喷少量凉水或在额头上置湿凉毛巾刺激，可以帮助老人清醒。

（3）注意给老人保暖，不能喂食物。

（4）老人清醒后不要让其马上站立，应待其全身无力状况好转后再扶其起立行走。

6.12 洗澡时晕厥的预防与护理

1.洗澡时为什么会晕倒

老人体力较弱，洗澡时水温过高，体内热量不易散发，易造成毛细血管扩张而引起大脑缺血，发生头晕，甚至晕倒。紧闭的浴室里雾气腾腾，属于低氧环境，年老体弱的人对低氧环境特别敏感。此外，由于浴室里室温较高，如果长时间浸泡在热水里，也容易引起四肢及身体表面的血管扩张，使血液较多地流向四肢而造成脑部一时性缺血和低血压倾向，使人感到呼吸急促，心跳加快，胸闷难受，眼前发黑，终因体力不支而晕倒。

2.预防措施

（1）不要在饥饿时洗澡。

（2）要掌握好浴室的温度和洗澡水温。

（3）洗澡时间不宜过长。

（4）有冠心病、高血压、血脂异常症、糖尿病、颈椎病等的老人，洗浴时最好有专人陪护。

（5）洗浴完毕老人起身动作不能过快、过猛，一定要适当休息后再缓慢起身，以免晕倒。

（6）嘱老人洗澡时不要吸烟，洗完之后应尽快离开浴室。

3.发现老人洗澡时晕倒的急救

老人洗澡时突然晕倒，症状轻重程度不

一，急救措施也应对症选取。

（1）如只是出现心慌、头晕、四肢乏力等现象，不必惊慌，只要立即帮助老人，离开浴室，躺下（不要扶着老人走，因为这时老人处于低血压状态，站立后会使脑缺血进一步加剧），放松休息，喝一杯热水，慢慢就会恢复正常。

> **温馨提示**
>
> 护理员要注意提醒老人洗澡时浴室的门不要锁死，虚掩即可，以便万一老人晕倒，可直接进入将老人抱出来。同时，要留意独自洗澡的老人，在其洗澡过程中注意呼叫、询问老人的情况，若老人长时间不答话，则要进浴室去看看。

（2）如果症状较重，老人已失去知觉，应立即将其平抬出浴室，以脱离低氧环境。出浴室后应让老人保持平卧，最好不垫枕头，用书、衣服等把腿垫高，使腿与地面约成20度角，让心脏血液集中供给头部。待老人感觉稍微好一点儿后，喂些热糖水或热茶，把窗户打开通风，用冷毛巾擦身体，从颜面擦到脚趾，然后穿上衣服，头向窗口，身体就会逐渐得到恢复。

（3）如处理后老人晕厥症状不见好转，则应考虑是否发生脑溢血、心肌梗死等其他异常，需立即拨打"120"，呼请急救医生到现场抢救。

6.13 被猫狗咬伤的预防与护理

老人被猫狗抓伤或咬伤后，护理员应按照以下步骤处理伤口。

（1）冲洗伤口要分秒必争，以最快速度把沾染在伤口上的狂犬病毒冲洗掉。

冲洗前应先挤压伤口，排去带毒液的污血，但绝不能用嘴去吸伤口处的污血，然后用大量的清水（10000毫升以上）清洗伤口。因为猫狗咬的伤口往往外口小，里面深，所以必须掰开伤口，让其充分暴露，冲洗完全。如伤口较深，冲洗时可用干净的牙刷、纱布和浓肥皂水反复刷洗，并及时用清水冲洗，刷洗至少要持续30分钟。冲洗后用干净的纱布盖上伤口。

温馨提示

老人被猫狗咬伤后，伤口越早处理越好，最好在2个小时内进行。即使延迟了一两天甚至三四天，也不应该忽视局部处理。如果此时伤口已结痂，应将结痂去掉后按相应的方法处理。

（2）用20%的肥皂水彻底清洗伤口，再用清水洗净，然后用2%～3%的碘酒或75%的酒精局部消毒。处理好的局部伤口不需包扎，也不要涂软膏。

（3）应尽早注射狂犬疫苗，越早越好。首次注射疫苗的最佳时间是被咬伤后的48小时内。

具体注射时间是：分别于当天和第3、第7、第14、第30天肌肉注射1支疫苗，如因诸多因素未能及时注射疫苗，应坚持"早注射比迟注射好，迟注射比不注射好"的原则。

6.14 呕血、便血、咯血、鼻出血的护理

1.呕血的原因

呕血多由食道、胃十二指肠溃疡、肿瘤和老人消化道的血管畸形引起。呕血时老人自己可感觉到血液是从胃里呕出来的，通常呈暗红色或咖啡色，往往混杂有食物残渣。

2.便血的原因

有的上消化道出血病人，血液不是呕出来，而是流入肠道，从肠道排出，有时没有其他症状，仅仅表现为黑色大便。这种出血往往比呕血的出血量大。结肠、直肠癌肿也容易出血，有黑便情况，因而要嘱老人养成便后观察大便颜色的习惯，以便及时了解老人的身体状况。

3.咯血的原因

咯血多由支气管扩张、肺肿瘤引起。咯血时伴有咽痒、咳嗽，血色鲜红，有时混有泡沫。

4.鼻出血的原因

鼻出血常可由于外伤、鼻咽癌、天气干燥、用力擤鼻涕而诱发，高血压患者也常并发鼻出血。有时鼻出血量很大，颜色鲜红，可以感觉到血液顺咽后壁流下。

5. 护理要点

（1）护理员要镇静、沉着，随时将老人吐出的血擦干净，以缓解老人紧张不安的情绪。

（2）出血后让老人静卧休息，减少一切不必要的搬动，头折转一侧，以免血液呛入气管。若是支气管扩张大引发咯血，应将老人头端倒置与卧床成45度角（也称头低脚高位）。

（3）告诉老人有血涌出时要全部吐出来，不要因怕出血而强忍不吐，以免将血液吸入气管造成窒息。

（4）吐血后，协助老人用温水或冷水漱口，去掉口中腥味，以减轻其心理负担。

（5）在老人的胸部或上腹部放置冷水袋或冰袋，使血管收缩，减少出血，增加去医院途中的安全性。

（6）鼻出血，尤其是出血量较多的老人，在家中也要及时采取相应的止血方法。

相关知识

鼻出血的常用止血方法

1. 指压法

让老人仰头坐于椅子上，用拇指和食指紧捏双侧鼻翼，压迫鼻中隔前部，让其保持仰头，并张口呼吸，因低头时会引起鼻充血而不易止血。

2. 冷敷法

用冷水冲洗鼻部，或让老人平卧于床上，将用冷水浸湿的毛巾敷在其鼻部，每2～3分钟换一次。因血管遇冷会收缩，故可以达到止血的目的。如能用小塑料袋装入冷水或小冰块敷在鼻部，则效果更好。

3. 填塞鼻道法

取脱脂卫生棉或干净的普通棉花、布条或吸水性好的纸卷，用净水、植物油或麻黄素滴鼻药水浸湿，然后用筷子将棉花或其他代用物缓缓送入老人鼻道，查看其口中，如已无血液倒流，就说明止血成功。鼻出血停止后不要急于取出填塞物，应观察1～2小时后，再轻轻将填塞物取出。

6.15 老人突发急症时家庭救护要点

老人突然发生急症时，千万不能因惊慌失措而出错。所以，护理员平时要学习一些老人家庭救护常识，遇事才能忙而不乱、正确有效地救护，给医生抢救、治疗老人病痛创造有利条件。

老人发生急症时护理员应做到以下几点。

（1）要镇静，切忌慌张，以免出差错。

比如，遇到触电事故，先应切断电源，用木棍等绝缘物拨开电线，再行抢救。

（2）及时观察老人的生命活动体征，如心跳、呼吸、血压以及瞳孔反应。一旦心跳、呼吸停止，则应立刻做人工呼吸（如口对口）和胸外心脏按压，不要忙于包扎伤口或止血。

（3）不要随意推摇、搬动老人。如遇骨折、脑出血，随意搬动会扩大病情。

（4）不要舍近求远。老人呼吸、心跳停止时，应在就近医疗单位进行初级急救，之后再送大医院，避免老人在途中死亡。

（5）切忌乱用止痛药。若老人急性腹痛，服用过量止痛药会掩盖病情，妨碍诊断。

（6）严禁滥用饮料。有胃肠外伤的老人不可以喝水进食，有烧伤的老人不宜喝白开水，有急性胰腺炎的老人应禁食，给昏迷的老人强灌饮料会误入气管引起窒息。

相关知识

人工呼吸和胸外心脏按压的方法

心肺复苏只有操作正确才能拯救病人的生命，否则会帮倒忙，更甚者危及生命。所以心肺复苏要做就要做得正确。

心肺复苏正确的实施步骤如下。

第一步：判断呼吸

一看、二听、三感觉。所谓看，就是看患者胸部有无起伏；听，就是趴在患者上面听有无喘息；感觉，就将脸靠近患者面部感觉有无微弱的鼻息。同时心中默数：1001，1002，1003，1004，1005，如果5秒钟以内没有呼吸，就可以判断为呼吸停止。

第二步：胸部按压

胸部按压的位置是胸骨下1/2处（正中稍偏左），跪在患者身边，用双手掌根按压，身体前倾，肩部与手掌呈垂直状态。

按压频率为100次/分钟，救助者可用十位读数法掌握频率，如01，02，03…次数为30次，紧接着实施2次人工呼吸。

按压深度成人为4～5厘米，5～13岁者为3厘米，婴幼儿为2厘米。

放松
向下压
胸部按压4~5厘米深
背部为力臂
肘关节
不可弯曲
以髋关节
为支点
按压胸骨
下半段

第三步：人工呼吸

急救者用颈部抬高法保持病人的气道通畅，同时用压前额的那只手的拇指、食指捏紧病人的鼻孔，以防止吹气时气体从鼻孔逸出。急救者深吸一口气后，用自己的双唇包绕封住病人的口外部，形成一个封闭腔，然后用力吹气，使胸廓扩张。吹气完毕，急救者的头稍抬起并侧转换气，松开捏鼻孔的手，让病人的胸廓和肺依靠其弹力自行回缩，排出肺内二氧化碳。按以上步骤反复进行。

每次吹气间隔1.5秒，在这个时间抢救者应自己深呼吸一次，以便继续口对口呼吸，同时用眼睛余光观察患者胸部，操作正确应能看到胸部有起伏并感到有气流逸出。吹气频率为成人14~16次/分、儿童18~20次/分、婴幼儿30~40次/分。

有条件的可以在人工呼吸前给患者口部放一层呼吸膜，以减少传染概率。

6.16 正确拨打"120"急救电话

"120"电话，是遇到突发疾病或遭遇意外伤害时的一条紧急生命通道。发生紧急情况拿起电话，用最简洁的话语让急救人员准确了解各种信息，能为挽救生命争取更多的时间。

1.确定是否有必要求助，保证联系电话畅通

拨打"120"前，应对老人病情进行大致判断，决定是否有必要求助于"120"。

"120"是紧急救援电话，即使是没有电话卡，或是电话欠费，也都能拨通。在紧急救援的时候，保持电话的畅通十分重要，除固定电话外，最好再留下能有效联系的手机号码。

急救电话

2.呼叫"120"时应讲清的内容

地址、简要病情、病人相关信息是最重要的。在危急关头，慌张、恐惧在所难免，但应尽量保持镇静，讲话清晰、简练，以确保调度员能听清你在说什么。"××小区有

人晕倒了,快点派车过来……"话还没说完,电话就挂了,这种做法是错误的。正确的做法如下。

(1)正确表述地址。不要想当然地认为"120"对各个地点都很熟悉。打电话时,要冷静地报出所属区(县)、街道、小区、楼号及门牌号,最好将周边明显的建筑物,如加油站、公交站牌、商场等信息告知调度员。

(2)简要描述病情,等"120"先挂电话。一般调度员在接到求助电话时,会询问病人最典型的发病表现,既往病史以及病人的姓名、性别、年龄等信息。打电话时,一定要尽量提供信息,因为疾病是比较复杂的。

比如,肚子痛,可能是急性阑尾炎导致的,也可能是心脏病发病前兆,需要紧急处理。

医生在前往救助的途中,也会告知相关的紧急处理方法,所以,尽量准确描述病情,这对急救非常重要。

3.呼救后的主要工作

即使拨通了电话,也不能把时间耗在"干等"上,应做好相关的准备工作。

(1)确保联系畅通。若只有座机,应守在电话旁,避免占线,随时接听医护人员的问路咨询或听从医疗指导。如果当时人手较多,可派一人到与急救人员约好的地点等待,接应救护车并为急救人员指路。

(2)服常用药。老人多是慢性病人,一般备有常备药,遇到突发情况,可以让他们先吃点常用药缓解。

比如,心脏病患者,胸疼时,可以含服一两片硝酸甘油。

服药时一定要记住药名和用量,并把这些信息告诉急救人员。如果在家中,还需要准备好钱、生活必需品、社保医疗卡、旧病历、旧的检查结果(如X光片)等。

(3)随时关注病情。如果老人神志不清、昏迷不醒,要密切关注他们的呼吸情况。应时不时呼唤老人的名字,通过观察其胸廓、肚子起伏状况等判断其是否还在呼吸,一旦出现呼吸骤停现象,应马上做心肺复苏术。有条件的,还应关注其血压、脉搏状况。

将其头部侧向一边，以便于呕吐物、分泌物流出，防止窒息。不要使劲摇动老人头部，以免出现颈部错位或脑外伤加重。

2.出血

止血最重要的是初步判断出血速度、出血量等，看其是否为动脉出血。如出血量小，可采用加压包扎法止血，即清洗完伤口后，用较厚的纱布等盖好伤口，再用绷带紧紧缠绕。

3.骨折

伤者本人不宜随意移动身体，护理员也不要随意挪动伤者，避免骨折错位，或碎骨对内脏造成伤害。

6.17 老人常见急症的简单急救要点

1.心脑血管疾病

这类疾病以心肌梗死、脑出血等最常见，可以先吃速效救心丸、硝酸甘油等药物，有条件的及时吸入氧气。绝对禁止来回走动或乱搬动老人。一旦发生心搏骤停现象，应立即进行心肺复苏。

如发生昏迷、脑中风，应让老人平躺，

不能硬搬病人的肢体。

4.煤气中毒

立即打开门窗，将老人移至通风处。如果还有呼吸，有条件的话应让其吸入氧气。若发现呼吸和心跳停止，应立即进行人工呼吸和心脏按压。

第 **7** 章

老人常见
疾病护理

7.1 心绞痛患者的护理

心绞痛是冠状动脉供血不足，心肌急剧、暂时缺血与缺氧所引起的临床综合征，分为劳力性与静息性等多种。临床表现典型者为胸骨后或心前区压榨样疼痛，但多数仅有闷痛或不适感。

1.典型心绞痛的特征

（1）部位。疼痛常见于胸骨中段或上段之后，其次为心前区，可放射至颈、咽部、左肩与左臂内侧，直至无名指和小指。

（2）性质。突然发作的胸痛，常呈压榨、紧闷、窒息感，常迫使病人停止原有动作。

（3）持续时间。疼痛多持续在1～5秒内，很少超过15秒。

（4）诱因。疼痛多发生于体力劳动、情绪激动、饱餐、受寒等情况下。

（5）缓解方式。休息或含服硝酸甘油后几分钟内可缓解。

2.老年性心绞痛的特殊信号

老年性心绞痛发作时，其表现形式各种各样，除典型的心前区疼痛外，尚有以下几种特殊表现形式。

（1）头痛。头部一侧或双侧的跳痛，且伴有头晕感，往往在劳动时发生，休息几分钟即可缓解。

（2）牙痛。牙龈的一侧或两侧疼痛以左侧为多，又查不出具体的病牙，且与酸、冷刺激无关，服止痛药也无效。

（3）肩痛。有的心绞痛病人表现为左肩及左上臂内侧阵发性酸痛。

（4）颈部痛。有的心绞痛病人表现为颈部的一侧或双侧跳痛或窜痛，多伴有精神紧张、心情烦躁。

（5）咽喉痛。有的心绞痛病人表现为咽部或喉部疼痛，可沿食管、气管向下放射，伴有窒息感，且咽喉无红肿，上消化道钡餐检查无异常。

（6）腿痛。心绞痛的腿部放射痛并不少见，一般疼痛只放射到腿的前部，有时达到内侧的四个足趾，但不放射到腿的后部。

（7）耳痛。少数心绞痛病人可表现为单侧耳痛，多伴有胸闷、心悸、血压增高。

（8）面颊部痛。少数心绞痛病人表现为面颊部疼痛，且有心前区不适。

（9）上腹部痛。有的心绞痛病人出现上腹部疼痛，并有恶心、呕吐及腹泻等症状。

3. 心绞痛发作时的护理要点

（1）迅速帮助病人平卧在床上安静休息。告诉病人保持安静，精神放松。

（2）不能随便搬动病人。

（3）立即给病人舌下含硝酸甘油1片或消心痛10毫克，数分钟内可缓解。

发病时含服硝酸甘油1片。呼叫救护车

（4）注意观察病人的呼吸及脉搏。

（5）经以上处置后病人心前区痛时间超过30分钟，而且一直不缓解，则可能患有急性心肌梗死，应立即呼叫120急救中心请医生到现场抢救。

（6）如虽能缓解，但仍反复发作者，也应尽早前往医院诊治。

4. 日常预防疗养方法

（1）起床宜缓不宜急，应先慢慢起来，稍坐一会儿，再缓缓地下床，从容不迫地穿衣，使身体的功能逐步适应日常活动。如操之过急，可引起心率和血压较大的波动。

（2）洗漱宜用温水，尤其是冬季。寒冷刺激是心绞痛发作的常见诱因，骤然的冷水刺激可致血管收缩而使血压升高。

（3）排便时切忌急于排空而用力屏气，用力过猛可使血压骤升而诱发意外。病人应学会排便时自我放松，轻轻用力。便后不要骤然站起。

（4）遵守每天的作息制度。一天的睡眠不应少于7～8个小时，在晚上8：15～8：30

就准备入睡。坚持午休有助于保持血压稳定，对心脏功能较差者尤为必要，老人每天午饭后应有1.5～2个小时的午睡，或者小憩一会儿。

（5）心理紧张时不要在房内踱来踱去，最好是躺一会儿或把双腿微抬，静坐15～20分钟。

（6）血压正常或偏高的老人（尤其是夜间睡眠少的人），在睡眠时可把腿部垫高7～10厘米，这有助于迅速入睡和睡得香甜。开始，可能会出现血液流向头部的感觉，为减轻这种感觉可以使用较高的枕头。重要的是，要使双腿和下肢稍高于心脏的水平线。不过，血压低于100/60毫米汞柱的人不要这样做。

（7）适当锻炼可改善病情，但锻炼的项目宜柔和，如太极拳、保健操、散步、慢跑等，时间不宜长（不应超过半小时）。运动强度以每分钟心率不超过120～130次为宜，若运动时出现心慌、胸闷或头晕时，应立即中止。

（8）注意饮食。

① 早晨空腹时，一定要喝些稀的东西，如茶、果汁等。

② 少吃高脂肪、高胆固醇、高热量食物，限制总热量，减少脂肪、胆固醇摄入。

③ 饭菜做得可口、软烂一些，以便消化吸收。

④ 少吃或不吃油炸、生冷食品，戒烟酒。

（9）应该始终坐着吃饭，并且应休息一段时间。睡后不要马上投入紧张的活动。

（10）尽量不乘拥挤的公共汽车，过度拥挤和嘈杂可致血压升高、心率加快。如距离不远，最好步行。出门的时间要宽裕一些，不要赶急路。

7.2 糖尿病患者的护理

1.观察老人是否有糖尿病

糖尿病有以下症状。

（1）三多一少。"三多"即尿得多，吃得多，喝得多。"吃喝拉撒"都比正常人或比患病前要多，同时伴有体重和体力下降，即"一少"。多数糖尿病患者不见得消瘦，就是体重比他们自己最重的时候下降了一点儿。如果发现老人吃饭、喝水都比原来多，但体力并不好，可考虑是否已经患上了糖尿病。

糖尿病的典型症状
"三多一少"

易饿-多食　　　乏力-尿多　　口渴-多饮　　体重-下降

（2）口腔。口干、口渴、饮水多，口腔黏膜出现淤点、淤斑、水肿，牙龈肿痛、牙齿扣痛或口腔内有灼热感。

（3）体重。体重缓慢减轻，且无明显的诱因。

（4）体力。疲乏、常有饥饿感、出汗、乏力、心悸、颤抖、低血糖等。

（5）尿液。男性尿频、尿液多。

（6）眼睑。眼睑下长有黄色扁平新生物（黄斑瘤）。

（7）皮肤。下肢、足部溃疡经久不愈，或有反复的皮肤、外阴感染，皮肤擦伤或抓破后不易愈合，或有反复发作的龟头炎、外阴炎、阴道炎等。

（8）血管。动脉硬化、高血压、冠心病等。

2.糖尿病患者的一般护理

（1）饮食控制参照饮食护理。

（2）定时、定量服药。

如需用胰岛素，养老护理员应学会胰岛素注射方法，一般在饭前半小时注射胰岛素，剂量要准确。要经常更换注射部位，以防发生组织硬结。注射部位要严格消毒，以防感染。

无论是用口服药还是注射药，在用药过程中都要防止用量不够或用药过量：药量不足，轻者对纠正血糖过高不力，会促进糖代谢紊乱，加速并发症的发展，重者可引起酮症、酸中毒、昏迷；用药过量，可引起低血糖反应，对老人，尤其是对合并心血管病的病人有危险。

（3）定期检查、复诊。

（4）保持理想体重。体重应不超过理想体重的10%，如超过20%为肥胖，少于20%为过瘦。理想体重为：

男性（千克）＝身高（厘米）－100

女性（千克）＝身高（厘米）－105

（5）按时测血糖、尿糖，并加以记录。

（6）建立自测日记。记录每天的饮食量、运动量，胰岛素（或其他药）用量，血糖、尿糖的结果，体重等，以便复查时供医生调整药物剂量时参考。

（7）病人外出时要随身携带所需的药品和适量的糖块或饼干等，以防发生低血糖意外。如发生低血糖时，应立即给病人吃一些饼干或糖块，并让病人平卧休息。

3.心理护理

养老护理员要帮助家属学习和了解心理学知识，帮助病人克服心理上不平衡的因素，使病人保持良好的心理状态，共同树立战胜疾病的信心，克服悲观情绪。帮助病人了解糖尿病是一种常见的终身疾病，要有长期战胜疾病的思想；帮助家属对病人的思想情绪及时开导，消除不良因素。

4.饮食护理

饮食是糖尿病病人重要的治疗措施，应十分注意。

糖尿病病人饮食五注意

专家建议，糖尿病病人要

控制膳食

控制总热量，建立合理的饮食结构，选择多样化、营养合理的食物

增加维生素、矿物质的摄入

多饮水，限制饮酒

通过绿色健康饮食来控制血糖，不可把无糖食品当作可依赖的食物

（1）要遵照医嘱，合理安排每日总热量、蛋白质、脂肪及碳水化合物的适当比例，制定较理想的食谱。

（2）在饮食中严格限制胆固醇的摄入量和动物脂肪。动物内脏含胆固醇较高，应少吃或不吃，鸡蛋每日最多不超过两个。

（3）食物宜粗不宜精。在主食定量范围内尽可能多吃些粗杂粮及豆类，蔬菜可以以油菜、小白菜、韭菜、菠菜、芹菜等绿叶菜为主，此外黄瓜、西红柿、圆白菜等也是不错的选择。

（4）进餐的时间、数量应保持一定的稳定性，尽量不吃零食，戒烟，忌酒。

（5）严格限制蔗糖及甜食。糖尿病患者不要吃食糖、糖果、蜂蜜、其他甜食以及含糖饮料。这些高糖食物易被机体吸收而促使血糖升高，增加胰腺负担，从而加重病情。

（6）基本掌握常用食物所含的主要营养成分，尤其是含糖量，了解哪些食物可以多吃，哪些食物应少吃，哪些食物应禁食，做到心中有数。

饮食治疗是糖尿病治疗的成败关键！

糖尿病病人的饮食禁忌如下。

忌食：白糖、红糖、葡萄糖及糖制甜食，如果糖、糕点、果酱、蜂蜜、蜜饯、冰激凌等。

少食：山药、芋头、洋葱、胡萝卜、猪油、羊油、奶油、黄油、花生、核桃、葵花子、蛋黄、动物肝肾、动物脑等。

宜食：玉米面、大豆、豆制品等。

5.糖尿病并发症的预防及护理

（1）预防足部病变。糖尿病病人容易出现足部病变，严重影响病人的生活质量。但是，糖尿病足部病变是可以预防的，除了严格控制血糖外，最重要的是养成良好的足部护理习惯。

① 每天用温水和肥皂清洁双脚，然后用柔软的干毛巾擦拭干净，特别注意脚趾间一定要擦干。洗脚前先用手试水温，以免烫伤。不要将双脚长时间浸泡在水中，如果皮肤干燥，应涂上润肤液。

② 修剪脚趾甲时应用指甲刀横向直剪，切勿将脚趾甲剪得太短，也不要深入剪至弯角位置，以免损伤皮肤。

③ 选择天然材质柔软的袜子，如棉质或羊毛袜，避免穿过紧的尼龙丝袜。

④ 选择合适的鞋。购鞋时应注重舒适程度，选择脚跟稳固、鞋头宽阔的款式，避免穿着人造革材质、鞋头过尖或过紧的鞋；应选择真皮或棉质透气性好的鞋。

⑤ 不要长时间穿新鞋，尽量勤换鞋款，避免脚部同一位置长期承受压力，预防起泡或淤伤。

⑥ 不要用加热垫或电热产品温暖双脚，以免因感觉迟钝而烫伤。

⑦ 不要赤脚走路，在室内或地毯上走路也应该穿拖鞋。

（2）预防低血糖。低血糖症是由于各种原因使血糖浓度低于2.8毫摩尔/升时的一种临床现象。轻者表现为出虚汗、心慌、头晕、有饥饿感、精力不集中、眼冒金花、双手颤抖、下肢无力等，严重时会出现抽搐甚至意识丧失、昏迷。

心慌　　焦虑　　冷汗

发抖　　饥饿　　情绪不稳　　头痛

① 出现低血糖的主要原因。

◆ 胰岛素或口服降糖药使用不当。

◆ 注射胰岛素后没按时进餐。

◆ 主食摄入太少。

◆ 体力活动过量。

◆ 情绪不稳定。

◆ 极度兴奋或过度悲伤。

② 预防低血糖发生。

◆ 用胰岛素治疗的病人一定要定时、定量进餐，要注意注射胰岛素的时间与进餐的关系。

◆ 后半夜或早晨易发生低血糖的病人应

在晚间睡觉前加餐主食25～50克。

◆当体力活动增加时要减少胰岛素的用量或加餐。

◆外出时一定要带点糖果、饼干和含糖饮料等，以备急用。

当出现饥饿难耐、出虚汗、手哆嗦等低血糖症状时，应立即进食，甚至口服糖水缓解。

（3）预防各种继发感染。在日常生活中，糖尿病病人很容易发生感染，所以，在对原发病积极有效地进行康复治疗的基础上，还必须努力做到以下几点。

① 保持皮肤的清洁，定期洗澡，防止皮肤感染。

② 注意手足保护，有了外伤及时处理。

③ 注意会阴部卫生，防止泌尿系感染。

④ 有胆石症者，应及时处理，防治胆道感染。

⑤ 定期检查肺部，防止肺结核的发生。

⑥ 注意饮食卫生，不吃不洁和腐败变质食物，预防肠道感染。

（4）预防酮症酸中毒。酮症酸中毒主要表现如下。

① 口渴、多饮、多尿等糖尿病症状较前加重。

② 有明显的消化道症状，如食欲不振、恶心、呕吐等。

③ 严重脱水者可出现皮肤干燥、眼球下陷、尿量减少、心动过速、血压下降、四肢湿冷、心竭休克等。

④ 伴有酸中毒者可出现头昏、头痛、呼气带有烂苹果味、嗜睡、烦躁，严重者神志不清甚至昏迷。

恶心

视力模糊

呼吸快而深

严重可引致昏迷

腹痛

呕吐

部分病人（尤其是儿童）可表现为剧烈腹痛、腹肌紧张，极似阑尾炎等外科急腹症，甚至会被误诊。

当糖尿病病人出现上述报警信号时，要

尽快去医院检测血糖、尿糖、尿酮体、血酮体、二氧化碳结合力以及血清中的各种电解质，以便及时确诊，妥善治疗。

6.运动护理

根据老年糖尿病患者的具体情况，帮助他们选择运动形式，规定运动的时间和强度。运动前指导病人做有关项目检查，如心血管功能检查、眼底检查等，并注意观察运动的治疗效果。

（1）运动时间。一般在饭后1~1.5小时进行为宜，饭前和使用胰岛素后不宜马上运动。

（2）活动项目及活动量。活动应因人而异，量力而行，一般可选择散步、太极拳，不应进行激烈运动和重体力劳动。

> 💡 **温馨提示**
>
> 如果是卧病在床的老人，可帮助他做些被动运动，如按摩、活动关节等，或指导老人自己做些肢体活动。

7.3 震颤性麻痹患者的护理

震颤性麻痹又叫帕金森病，由于中枢神经系统出现变性所致。患病者全身肌肉强直、面容刻板，走路前冲后晃，出现震颤样步态，

是老人常见的一种疾病。

1.基本护理

（1）居室桌椅、床铺的高低要适合老年病人的身材，以方便病人起坐及上下床。

（2）协助重症病人做好个人卫生，如洗脸、梳头，保持口腔清洁、皮肤清洁。

（3）在条件许可的情况下给病人每天一次湿水浴，可促使其肌肉放松，暂时缓解病情。

（4）对严重震颤、肌肉强直、步态不稳者，行走时要有人搀扶。

（5）应定时帮助长期卧床老人翻身，避免褥疮的发生。同时，做好安全护理，勿使老年病人烫伤、跌伤等。

（6）老年病人因病情缘故（肌肉强直）会发生吞咽困难，所以服药前应将药片研成粉末加水调成糊状后服用，防止误入气管造

成呛咳甚至窒息的危险。

（7）服药治疗期间应注意观察老年病人有无恶心、呕吐、失眠、头晕等不良反应，如有不良反应要及时去医院诊治。

2.心理护理

此病治疗效果缓慢，而老年病人因长期说话不清、行动不便，故难免情绪低落、精神紧张，又会促使震颤症状加重。因此，养老护理员应尽量陪伴、体贴、安慰老人，帮助老年病人在良好的心理状态下做一些适当的活动。

3.饮食护理

老年病人选择易消化吸收、富含营养的流质和半流质饮食，如牛奶、水蒸蛋等，多吃新鲜蔬菜、水果，以保持老年病人大便通畅。

4.运动护理

对病情轻者，应鼓励其参加文体活动；对病情重者可劝其多下床，并帮助其做肢体的被动运动及关节按摩。

7.4 老年痴呆症患者的护理

老年痴呆症又称阿尔茨海默病，是指在没有意识障碍的状态下，记忆、思维、分析判断、空间判断、视空间辨认、情绪等方面的障碍。

1.老年痴呆的主要表现

（1）忘记刚刚发生的事情或说过的话。

（2）叫不出熟悉人的名字和物品名称。

（3）计算能力下降。

（4）反复重复同一件事，比如来回走动等。

（5）言语少或者自言自语。

（6）容易迷路，在熟悉环境中可能迷路。

（7）理解能力下降，像小孩子一样幼稚。

（8）生活自理能力下降，不能从事简单的日常活动。

（9）淡漠、懒惰，个人兴趣丧失。

（10）常焦躁不安，情绪反复无常，如大声叫喊等。

2.基本护理

（1）给予老年病人宽敞、清洁的环境，要把凌乱的东西放置好，把危险物品藏起来，还可以做一些标志性的提示物，如在洗手间门口做标志，关好电炉子、煤气开关，还可以把一些重要的事情写在提示板上，挂在显著位置。

（2）不要让老年病人单独外出，以免走失。可以带老年病人出去散步，可以在老年病人的身上带一个地址牌或联系电话。

（3）强化老年病人的记忆力。如果老年病人不知道自己的家、厕所，要反复带其辨认，并说明各处的特点。

（4）中度老年痴呆病人可能还会出现不知道怎么穿衣服、随地大小便等问题，应该帮助老年病人选择方便解开的衣物，或者定时带着老年病人去厕所。

（5）建立每日活动时间表，提醒老年病人应做的工作。

3.安全防护

在老人死亡原因中，60岁以上老人有10%、80岁以上有20%～30%因患老年痴呆症。老年痴呆症死亡原因主要由于多种并发症，多数并发症主要是家庭护理照料不周造成的。所以，必须重视对老年痴呆病人的家庭护理。

（1）预防自我伤害。近年，痴呆老人的自伤、自杀事件屡见不鲜，究其原因，不外乎两类。一类是心理脆弱，丧失自理能力的老人不愿给家人增加负担，准备一死了之；另一类是病态表现，由于脑组织蜕变萎缩，病人在抑郁、幻觉或妄想的支配下，发生的

自我伤害。不论哪一种，都需要家人在做好耐心的心理工作的同时，全面照顾老人，严密观察，随时发现可疑动向，及时排除老年病人自伤、自杀的危险因素，如保管好利器、剧毒药物，关好电源开关等。

（2）预防跌伤骨折。老年痴呆多伴有椎体外系统病变，表现为舞蹈症、扭转痉挛、震颤麻痹以及各种各样的共济失调，病人站立、行走都会发生困难，虽然愿亲自行动去完成一些力不从心的工作，但结果是每每跌伤。老人骨质脱钙，缺少胶质，骨质疏松，极易骨折，最多见的为股骨、胫骨骨折，也有跌伤头部，引起颅内出血血肿的病例，死亡率相当高。家庭中地板、浴池、厕所地面要防滑，最好铺地毯，并规劝老人不要做难以承担的体力活，上下楼梯一定要有人陪伴和扶助，北方冰雪季节老人要减少外出，预防跌伤。

（3）预防意外事故。有些痴呆老人合并有糖尿病，有多吃多喝症状，常趁家人不在，自己烧菜做汤，结果造成烧伤、烫伤，严重的还会引起煤气爆炸、中毒或火灾。因为他们毕竟失去了正常生活能力，一旦发生紧急情况，反应迟钝、笨拙，不能做应急处理，会导致严重后果。对于这类病人，应严密看护，不能让其过多地单独行动，一些有危险的器具，可锁入病人不能进入的房内，不让其单独接触。

（4）预防药物中毒。老年痴呆病人多合并有其他疾病，用药比较多样，如果使用不当极易引起中毒，尤其是一些治疗心脏病的药物，过量服用会导致猝死，有生命危险。所以不要让老年痴呆病人自己用药，家中应有专人掌握病人的用药，以防其中毒。

（5）预防病人走失。走失的人多半因为痴呆所致，因为他们失去了认家记路的能力，又难以说明自己的身份住址，很容易发生意外。所以，对痴呆病人要严加看管，限制其独自外出活动；病人家属则要避免过多迁居。病人衣兜内应放置卡片，写清病人姓名、疾病、家庭住址、电话号码等，以便病人一旦迷路，能够被人发现并送回。

（6）预防恶习非命。老人一旦患上痴呆症，多数变得邋遢、不讲卫生，这可能引起严重感染；有的会嗜烟、酗酒，失去控制，这会加重脑损害；有的饮食无度、暴饮暴食，这可能导致胃扩张、胃肠功能紊乱，甚至猝死。对痴呆病人的恶习，不可一味迁就，更不能无原则纵容，要设法使其戒除。

4.饮食护理

老年痴呆症病人往往因缺乏食欲，少食甚至拒食，直接影响营养的摄入，抵抗力降低，易产生各种并发症，影响和加重病情。服抗精神病药物的病人由于某些药物反应则可引起吞咽困难或噎食而发生意外。

有的病人表现为食欲亢进、暴饮暴食，影响消化、吸收或出现噎食或呕吐、腹泻等。处在精神极度兴奋状态的病人，体力消耗较大，如无足够的营养保证，容易导致内脏功能衰竭。还有的老人乱抓食品或吃生冷不洁食品等，易引起肠道传染病。因此，对病人认真做好饮食护理直接关系到其身体的康复。

（1）对病情较轻、生活能自理的病人，要选择营养丰富、易于消化、清淡宜口的食品。

（2）按时照顾好病人进食，保证病人吃饱吃好。

（3）吃饭时帮助病人去除鱼刺肉骨，饭菜温度要适宜，防止过冷引起胃肠不适，或过热引起烫伤。

（4）应选用不易破裂的塑料、不锈钢等材料的餐具，以免发生意外。

（5）对生活自理差、病情较重的老人，应协助进食，必要时给以喂食，对吞咽困难者应让其缓慢进食，不可催促，以防其噎食及呛咳。

（6）对不知饥饱、抢食、暴饮暴食者要适当限制食量，并根据病情适当进行饮食卫生教育。

相关链接

几种预防老年痴呆症的运动

有几种简单有效的运动，可预防老年痴呆症。

1.快走

每天清晨及傍晚在空气清新的地方快步走一小时。快步走可以运动腰下部的紧张肌，提高摄氧量，有助于刺激脑细胞，防止脑细胞退化，对老年痴呆症的预防有较理想的效果。

2.经常做手指动作的头脑体操

经常做手部十指指尖的细致活动，如雕刻、制图、剪纸以及用手指弹奏乐器等，能使大脑血液流动面扩大，促进血液循环，有效地按摩大脑，能帮助大脑活泼化，预防痴呆症。

3.手指运动

经常用手指旋转钢球或核桃，或用双手做伸展握拳运动。可刺激大脑皮质神经，促进血液良好循环，增进脑力灵活性，延缓脑神经细胞老化，预防痴呆症。

4.头颈左右旋转运动

这种运动不但可使上脊椎的转动变得灵活，预防老人罹患椎骨脑底动脉循环不全的病症，还可延缓脑动脉硬化，预防老年痴呆症。其方法是先将头颈由左向右缓慢地旋转一百圈，再将头颈由右向左旋转一百圈，随时随处可做，方法简易，效果显著。

5.手指操

手指操简单、方便、易行，尤其对老人较为适合。从中医观点来看，手上集中了许多与健康有密切关系的穴位，联系着全身的内脏，适当刺激这些经络穴位，有助于保持健康，某些症状也可以得到改善。经常以手指为中心进行各种活动，可以使大脑皮层得到刺激，保持神经系统的青春活力，对老年痴呆可起到预防作用。

手指操练习方法如下。

第一组：

（1）吐气握拳，用力吸足气并放开手指。可以使头脑轻松。

（2）用一手的食指和拇指揉捏另一手指，从大拇指开始，每指做10秒，可使心情愉快。

（3）吸足气用力握拳，用力吐气同时急速依次伸开小指、无名指、中指、食指。左右手各做若干次。注意：握拳时将拇指握在掌心。

（4）刺激各指端穴位，用食指、中指、无名指、小指依次按压拇指。

（5）刺激各经络。用拇指按压各指

指根。

（6）双手手腕伸直，使五指靠拢，然后张开，反复做若干次。

第二组：

（1）抬肘与胸平，两手手指相对，互相按压，用力深吸气，特别是拇指和小指要用力。边吐气，边用力按。对于呼吸系统疾病、腰痛也有效。

（2）将腕抬到与胸同高的位置上，双手对应的手指互勾，用力向两侧拉。对高血压也有效。

（3）用右手的拇指与左手的食指、右手的食指与左手的拇指交替相触，使两手手指在交替相触中得到运动。动作熟练后加快速度。再以右手拇指与左手中指，左手拇指与右手中指交替做相触的动作，依此类推直做到小指。可以锻炼运动神经，防止头脑老化。

（4）双手手指交叉相握（手指伸入手心），手腕用力向下拉。

（5）两手手指交叉相握，手指伸向手指，以腕为轴来回自由转动。

（6）肘抬至与胸同高的位置上，使各指依次序弯曲，并用力按压劳宫穴，可强健肠胃。

第三组：多点刺激法。可用小铁球或核桃作为工具，具体做法如下。

（1）将小球握在手中，用力握的同时呼气，然后深吸气并将手张开。

（2）将两个小球握在手里，使其左右交

换位置转动。很多老人都有这样的经验，当有烦恼和不满情绪时，用此法可得到缓解。

（3）两手心用力夹球相对按压，先用右手向左手压，然后翻腕使左手在上，边压边翻转手腕。

（4）用食指和拇指夹球，依次左右交换进行。

（5）将球置于手指之间，使其来回转动。

7.5 高血压患者的护理

高血压一般是指体循环动脉血压增高，成人收缩压等于或高于21.3千帕（160毫米汞柱）或舒张压等于或高于12.6千帕（95毫米汞柱）为高血压，是一种中老年人常见的疾病。

1.高血压的症状

高血压早期多无明显症状，常见的有头痛、头晕、耳鸣、眼花、失眠、乏力等，严重时会出现烦躁、心悸、呼吸困难、视物模糊等。因此，出现上述症状时，应及时去医院就诊，如确诊为高血压病就要进行药物治疗，平时要做好护理工作。

| 头痛 | 眩晕 | 失眠 | 耳鸣 | 麻木 |

高血压病人常有情绪不稳定、心情烦躁、易怒、记忆力减退等症状。少数病人甚至会出现兴奋、躁动、忧郁、被害妄想等精神症状。

2.心理护理

（1）除了积极帮助高血压患者就医诊治外，还要体贴照顾，减少其精神和工作上的压力，保持心理平衡（长期紧张的工作和压抑的心情往往是高血压的致病因素）。

（2）注意保持室内的安静及清洁，减少影响病人情绪激动的因素，并保证充足的休息和睡眠。

（3）可通过解释、劝说、鼓励等消除病人的紧张和压抑心情。

3.生活起居护理

料理好高血压病人的生活起居十分重要，血压较高、症状较多或有并发症的病人需要卧床休息，但血压保持一般水平、重要脏器功能尚好的病人应适当活动，可鼓励他们参加力所能及的体力活动，如散步、打太极拳、养花、参加有趣的活动、做适当的家务劳动等，同时保证充足的睡眠。

告诉老人不要久站不动、做突然下蹲或头部朝下的动作，改变姿势时动作要缓慢，淋浴时水温不宜过高。

4.饮食护理

（1）对高血压病人，要坚持低钠饮食，一般食盐摄入量为每天5～6克。

（2）对肥胖者应限制食物的总热量和脂肪饮食，每日摄入脂肪不超过30～40克，并适当增加活动，以减轻体重，减少心脏负荷。

（3）避免刺激性食物，忌烟酒、辛辣、肥腻及过甜食物。

（4）避免大量饮水。

（5）宜少食多餐，不要过饱。

（6）增加蔬菜、水果、高纤维素食物的摄入。

养老护理员从入门到精通

5.用药护理

监督病人遵医嘱服药，不可根据自己的感觉来增减药物；服药要准时，不可忘记服药或以下次服药时补上次的剂量，更不能自行突然撤换药物。

6.发病时的处理

高血压病人在某些情况下，如精神创伤、过度疲劳、过度兴奋、寒冷刺激等很易引起复发，表现症状为头痛、烦躁、心悸、出汗、恶心、呕吐、面色苍白或潮红、视物模糊、抽搐昏迷，这时千万不要惊慌失措，要让病人立即卧床休息，平卧、抬高头部45度，并给予降压药物如利血平［复方降压片或硝苯地平（心痛定）］10～20毫克，待病情稳定后，送医院治疗。

如病人意识不清或昏迷，应把病人头部偏向一侧，取出口内假牙，及时清除呕吐物，保持呼吸道通畅，并立即送医院治疗。

在搬动病人时动作要轻，尤其不要随意搬动头部，以免加重病情。

7.高血压并发症的预防

高血压的并发症主要是脑血管疾病、高血压性心脏病、冠心病、尿毒症等。因此在平时要注意观察预防。

（1）注意头痛性质、精神状态、视力、语言能力等脑血管疾病的表现。

（2）观察有无呼吸困难、咳嗽、咳泡沫痰、突然胸骨疼痛等心脏损害表现。

（3）观察尿量变化、昼夜尿量比例、水肿，并参考血肌酐等肾功能检查，以便及早发现肾功能不全等。

（4）要定期门诊复查。

7.6 慢性支气管炎患者的护理

慢性支气管炎是指长期反复发作性咳嗽、咳痰，或伴有喘息为临床表现的呼吸系统常见病。该病病情若缓慢进展，常并发阻塞性肺气肿，甚至肺动脉高压、肺源性心脏病等。

1.环境护理

（1）保持室内空气新鲜，定时开窗通风，一般室内温度在18～22℃之间，相对湿度为60%左右。

（2）避免煤烟、粉尘的刺激，防止感冒，以预防慢性支气管炎发作。

2.饮食方面

（1）饮食上给予高蛋白、高热量、高维生素、易消化的食物，禁食生冷、肥腻、辛辣食品。若食欲欠佳，可给予半流或流质饮食，注意食物的色香味。

（2）可选用一些止咳、生津、化痰的食物，如百合、杏仁、梨、芦柑、心里美萝卜等。

（3）鼓励病人多喝水，每日至少喝3000毫升水。

3.心理护理

由于病人经历长期、反复发作的病痛的折磨，严重影响病人的日常工作和生活，久而久之导致病人情绪低落和焦虑，也会使家属厌倦，容易使病人对疾病治疗失去信心甚至不配合治疗。为此，要及时向病人和家属做好解释工作，增加病人对疾病的了解，激励病人的生存欲望，缓解病人的不安情绪，树立战胜疾病的信心，从而积极配合治疗，争取早日康复。

4.呼吸运动锻炼指导

坚持呼吸锻炼可延缓疾病的发展，改善呼吸功能，有助于气体交换，促进二氧化碳排出。

（1）锻炼方法。采取坐位或仰卧位，两手分别放在前胸和上腹部，用鼻缓慢吸气，因膈肌松弛，腹部的手有向上抬起的感觉，胸部的手原位不动；呼气时，腹肌收缩，腹部的手有下降的感觉。

（2）次数与时间。每日3次，每次做5～15分钟。

（3）锻炼要求。要求呼吸深长而缓慢，尽量用鼻呼吸。

5.病情观察与护理

认真观察病人咳嗽、咳痰情况，痰量及外观，观察病人的精神状况，皮肤黏膜、唇、甲有无紫绀等症状。

（1）咳嗽。仔细辨听咳嗽的声音，观察咳嗽出现的时间和节律。咳嗽剧烈时应让病人取半卧位。

（2）咳痰。

① 观察痰液的性质、颜色、气味和量等，并正确留取痰标本，以便送化验室检测。

② 鼓励病人有效地咳嗽、咳痰，有痰不易排出时，有条件的可使用超声雾化吸入，无条件的，可根据医嘱服用化痰药物，以稀

释痰液，便于咳出。

③ 咳痰多的人应取侧半卧位或经常变换体位，使痰易于咳出。

（3）喘。病人若喘憋加重，呼吸费力，不能平卧，应采取半卧位并给予吸氧，正确调节吸氧流量。

6.耐寒锻炼

帮助病人加强身体的耐寒锻炼，气候变化时注意衣服的增减，避免受凉。耐寒锻炼需从夏季开始，先用手按摩面部，然后用冷水浸毛巾拧干后擦面部，渐及四肢。体质好、耐受力强者，可全身大面积冷水摩擦，持续到9月，以后继续用冷水摩擦面部及颈部，最低限度冬季也要用冷水洗鼻部，以提高耐寒能力，预防和减少疾病的发作。

相关链接

支气管炎的食疗与保健饮品

1.萝卜杏仁煮牛肺

材料：萝卜500克，苦杏仁15克，牛肺（或猪肺）250克，姜汁、料酒各适量。

做法：萝卜切块，苦杏仁去皮、尖。牛肺用开水烫过，再以姜汁、料酒旺火炒透。沙锅内加水适量，放入牛肺、萝卜、苦杏仁，煮熟即成。吃牛肺，饮汤。每周2～3次。

功效：补肺、清肺、降气、除痰。适于肺虚体弱，慢性支气管炎等症。尤宜冬、春季节选用。

2.杏仁核桃

材料：南杏仁15克，核桃肉30克，姜9～12克，冰糖适量。

做法：先将上三味捣烂，再加入冰糖，放入锅内炖熟。每日1次，连服15～20日。

功效：散寒化痰，补肾纳气。适于慢性支气管炎属寒证型。

3.润肺银耳汤

材料：水发银耳400克，荸荠100克，杏仁10克，桂圆肉30克，姜、葱、精盐、白糖、植物油、玫瑰露酒、味精各适量。

做法：先将荸荠削皮，洗净，切碎放入砂锅中，加水煮2小时取汁，备用；杏仁去皮，入开水锅煮10分钟，再用清水漂去苦味，放碗中加清水100毫升；桂圆肉洗净，与杏仁一起入笼蒸50分钟取出，备用。将银耳入沸水煮片刻捞出。炒锅置中火上，加植物油，放葱、姜、精盐和水，把银耳放入煮

3分钟捞出，放在蒸锅内，加荸荠汁、精盐、玫瑰露酒、白糖入笼蒸50分钟，再放入杏仁、桂圆肉蒸15分钟，加味精即成。佐餐食。

功效：滋阴润肺，养血润肠。适于老年支气管炎，咳嗽，痰中带血，大便秘结等症。

4.蜜枣甘草汤

材料：蜜枣8枚，生甘草6克。

做法：将蜜枣、生甘草加清水2碗，煎至1碗，去渣即成。饮服，每日2次。

功效：补中益气，润肺止咳。适于慢性支气管炎咳嗽，咽干喉痛，肺结核咳嗽等症。

5.萝卜丝蛋汤

材料：白萝卜250克，鸡蛋2个，蒜3瓣，麻油及调料适量。

做法：萝卜切丝。鸡蛋打入碗内，搅匀。蒜拍破，剁成蓉。植物油烧热，爆香蒜茸，放入萝卜丝略炒，加水煮沸5分钟，再放入蛋液，调入精盐、味精、勾薄芡，淋入麻油，撒上葱末即成。

功效：降气化痰，润肺补虚。适于老年肺虚咳嗽及急慢性支气管炎等。忌同时服用首乌、地黄等药物。

6.白菜干腐皮红枣汤

材料：白菜干100克，腐皮50克，红枣10个。

做法：将以上原料同置锅内，加水适量煮汤，加油、盐调味，佐餐服食。

功效：清肺润燥，滋阴养胃。适于老年慢性支气管炎干咳、秋冬肺燥咳嗽及胃热肠燥、大便干结等。

7.白果小排汤

材料：小排骨500克，白果30克，调料适量。

做法：小排骨洗净，加黄酒、姜片、水适量，文火焖煮90分钟。白果去壳及红衣，加于汤内，加盐调味，再煮15分钟，加味精调匀，撒上葱末即成。

功效：止咳平喘。适用于老年慢性支气管炎咳嗽、痰多气喘等。

7.7 肺炎患者的护理

老人在冬春季节最易患肺炎，尤其是患慢性支气管炎、肺气肿、冠心病、糖尿病，以及因中风、骨折长期卧床的老人。

老人一旦发生肺部炎症，不易痊愈，而且常导致肺功能不全或心力衰竭，甚至造成死亡。由此可见，肺炎是严重威胁老人健康与长寿的大敌。老人肺炎因症状不典型，常易被忽视和误诊。

1.应警惕引发肺炎的可能情况

老人如果出现以下情况，应警惕有患肺炎的可能。

（1）感冒后久治不愈，出现呼吸急促、胸闷、口唇及指甲发紫，脉搏加速、细弱。

（2）慢性支气管炎病人出现咳痰增多，痰色变黄稠，呼吸加快。

（3）原因不明的食欲明显减退，恶心，呕吐，四肢软弱无力。

（4）原因不明的精神萎靡、疲倦、乏力或躁狂多动、嗜睡等。

（5）原因不明的气急，不能平卧，下肢浮肿，肝区胀痛。

老人如出现上述情况，即使无发热，肺部听诊无罗音出现，白细胞正常，也应常规做胸部X射线检查，以免误诊、漏诊，延误治疗。老人患感冒，一定要重视，切勿大意，应及时去医院诊治。

2.老人肺炎的一般护理

（1）要让老人在力所能及的情况下，积极参加体育锻炼，以增强体质，提高耐寒、抗病能力。

（2）要让老人适当多吃些滋阴润肺的食品，如梨、百合、木耳、萝卜、芝麻等。

（3）要注意居室卫生。居室要保持清洁，空气新鲜，阳光充足，定期采用食醋熏蒸消毒。要注意保暖，以防寒邪侵袭，诱发感冒。

（4）要注意保暖，当气温急剧变化时，应及时给老人增减衣服。老人的前胸后背不要受凉，最好穿着一件马甲，否则易加重病情。

（5）保持口腔卫生。

（6）保持呼吸道畅通。

（7）要增强呼吸功能。逐渐由胸式呼吸转为腹式呼吸，即呼吸时鼓肚子以使腹肌下降，气沉丹田，动作力求悠而慢，以增强呼吸深度。

吸~ 腹部鼓起来

吐~ 腹部凹进去

7.8 消化性溃疡患者的护理

消化性溃疡病是一种常见的疾病，也是老人易发的疾病。但其症状多不典型，有的仅有上腹不适、有膨胀感等，约1/3的老年病人没有症状，有的一发病就是胃出血或穿孔，所以应加以注意。

1.消化性溃疡有哪些预警信号

虽然有些部位消化性溃疡可以无声无息地以出血为首发症状出现，但多数都有较长时间的临床症状，常见的如下。

（1）疼痛　疼痛是消化性溃疡病人的主要症状。典型的胃溃疡疼痛表现为：上腹隐痛、灼痛、胀痛，多为轻到中度疼痛，疼痛多在餐后半小时到一小时出现，部分病人可在进食后即刻引起疼痛，进食不能缓解疼痛。胃溃疡的疼痛可概括为：上腹疼痛－进食－疼痛不缓解，反而加重。

典型的十二指肠溃疡疼痛则表现为饥饿性疼痛，多发生在餐前或半夜的疼痛，进食后疼痛可减轻。十二指肠溃疡的疼痛可概括为：上腹疼痛－进食－疼痛缓解。当溃疡发生穿孔或者癌变时，疼痛性质发生改变。部分溃疡病人可无疼痛表现。

（2）消化不良。大多数溃疡都表现为消化不良，主要有上腹部胀满、食欲不振、嗳气、反酸等症状。

2.心理护理

家人与养老护理员应主动与病人交流，并耐心听其主诉，了解他们不同的想法和心理状态，给予解释疏导。

3.按时服药

（1）应照顾病人遵医嘱按时服药。

（2）用药期间应注意病人有无头昏、嗜睡等不良现象。

4.饮食护理

饮食护理是治疗老年消化性溃疡的一个重要环节，若能合理安排饮食可以促进食物的消化和营养的吸收，减少和避免并发症，促进溃疡愈合。

（1）在饮食上应少食多餐、定时定量，食物制作时要稀、软、熟、烂、少渣、易于消化吸收；避免过冷、过热、过酸、过咸、粗糙的饮食，戒烟、酒、浓茶，饮食有节。

（2）溃疡病病人发病严重时，应进流食，如牛奶、豆浆、米粉、蛋汤等，但不宜多食，病情好转可改为半流食、软食或无渣饮食，如面条、稠藕粉、蒸鸡蛋羹、稠粥等。待病情好转，逐步增加食物的品种和用量，直至过渡到普通饮食。

（3）饮食要清洁，因老人胃酸分泌减少，吃进不洁饮食后容易引起肠道出血，因此要注意饮食卫生。

5.症状观察与护理

（1）恶心呕吐。

① 呕吐时协助病人坐起。卧床不起的取侧卧位，头侧向一边，以免呕吐物呛入呼吸道而窒息，或引起吸入性肺炎。

② 呕吐后用清水漱口，并将被呕吐物污染的衣物、被单等换掉。

③ 注意呕吐物的量、颜色、气味、性质及呕吐次数。

（2）腹痛、腹胀。

① 了解腹痛的部位、性质，腹痛间隔时间，是否伴有呕吐、腹泻，腹部是否起包块，有否发热。

② 随时注意体温、脉搏、呼吸的变化。

③ 急性腹痛未明确诊断前应禁食，禁用止痛药，立即送往医院。

④ 腹胀可在腹部做热敷，或用松节油外敷。

（3）腹泻。注意大便颜色、性质以及次数，并留大便标本，以便去医院诊治时化验。

（4）呕血与便血。

① 轻度出血时，病人应安静休息，并去医院检查治疗。

② 大量出血时，病人感到头晕、心慌，大便或走路时常易晕倒，可有面色苍白、出

冷汗、四肢发凉、口渴、脉搏快、体温、血压下降等休克症状。这时应让病人卧床，禁食，给病人以精神安慰，消除恐惧。同时注意观察并记录呕血、便血的量、颜色、性质和出血时间，保留标本。呼叫急救或送病人去医院治疗。

（5）休克。有休克症状时应迅速采取以下措施：抬高床脚，去掉枕头；采取头低卧位，密切观察病情，立即呼叫急救。注意病人的保温。如有呕血应于上腹部放置冰袋，以利于止血。

7.9 痛风患者的护理

痛风病的病因是由于嘌呤代谢失调，尿酸浓度增高，生成尿酸钠结晶，沉积附着于关节及附近软组织，使指、趾、踝、膝等关节红肿疼痛。

1.调整饮食

痛风病人均应调整饮食，原则为"三低一高"。

（1）低嘌呤或无嘌呤饮食可使血尿酸生成减少。痛风患者在日常生活中一定不能吃含嘌呤高的食物，避免使病情加重。

在痛风的急性发作期应选基本不含嘌呤的低脂食物，慢性期和无症状期可适当放宽限制。

（2）低热量饮食。蛋白质摄入每天控制在每千克体重1克，碳水化合物占总热量的50%～60%，少吃糖果，以避免超重或肥胖。

（3）低脂、低盐饮食。可防止动脉粥样硬化、高脂血症及高血压。

（4）高水分摄入。多饮水，以每天排尿量2000毫升以上为宜。有利于尿酸排泄，以防止尿酸在肾脏沉积。

日常生活中各种食物的含嘌呤情况

第一类：含嘌呤高的食物（每100克食物含嘌呤100～1000毫克）

家禽家畜的肝、肾、胰、心、脑等内脏，肉馅、肉汁、肉汤、鲭鱼、凤尾鱼、沙丁鱼、鱼卵、小虾、淡菜、鹅、斑鸡、石鸡、酵母。

第二类：含嘌呤中等的食物（每100克食物含嘌呤75～100毫克）

（1）鱼类：鲤鱼、鳕鱼、大比目鱼、鲈鱼、梭鱼、贝壳类、鳗鱼及鳝鱼。

（2）肉食：熏火腿、猪肉、牛肉、牛舌、小牛肉、兔肉、鹿肉、鸭肉、鸽子肉、鹌鹑肉、野鸡肉、火鸡肉。

第三类：含嘌呤较少的食物（每100克食物含嘌呤<75毫克）

（1）鱼蟹类：青鱼、鲱鱼、鲑鱼、鲥鱼、金枪鱼、白鱼、龙虾、蟹、牡蛎。

（2）肉食：火腿、羊肉、牛肉汤、鸡、熏肉。

（3）麦麸：麦片、粗粮。

（4）蔬菜：芦笋、四季豆、青豆、豌豆、菜豆、菠菜、蘑菇、干豆类、豆腐。

第四类：含嘌呤很少的食物

（1）粮食：大米、小麦、小米、荞麦、玉米面、精白粉、富强粉、通心粉、面条、馒头、苏打饼干、黄油小点心。

（2）蔬菜：白菜、卷心菜、胡萝卜、芹菜、黄瓜、茄子、甘蓝、莴笋、刀豆、南瓜、倭瓜、西葫芦、番茄、山芋、土豆、泡菜、咸菜。

（3）水果：各种水果。

（4）蛋、乳类：鲜奶、炼乳、奶酪、酸奶、麦乳精。

（5）饮料：汽水、茶、咖啡、可可、巧克力。

（6）其他：各种油脂、花生酱、洋菜冻、果酱、干果等。

2.运动护理

适当的运动锻炼可以增加和保持关节活动范围，增加肌力，增加静力性和动力性运动耐力，减轻关节肿胀，增加骨密度，改善病人的心理状态。运动护理原则是：个别对待，循序渐进，活动时不增加疼痛。常用的运动有被动运动和主动运动。

（1）被动运动。采用轻缓的方法，帮助病人进行关节各轴向运动，活动范围要达最大限度，每天至少1次，防止关节挛缩畸形。此法用于不能主动运动者，慎用于急性关节炎或严重疼痛者。

（2）主动运动

① 力量训练。以等长收缩运动为主，即运动时有肌肉收缩，但没有关节活动，适于急性关节疼痛的患者，可以提高肌肉力量，

防止肌肉萎缩，还有利于缓解关节周围的肌肉痉挛。

② 耐力运动。在肌肉力量得到提高，疼痛症状基本控制条件下进行的运动，目的是改善关节功能，增加活动耐力和实际生活活动及工作能力。走路、游泳、骑车等均为适宜的运动方式。

③ 牵伸性训练。主要用于防止关节挛缩，增加关节活动范围。包括被动、助力和主动性牵伸。牵伸之前可施以热疗，以增加胶原纤维的伸展性。

（3）理疗。热疗主要包括热水浴、热敷、温泉浴等，还包括微波、短波和超声波治疗。

7.10 中风（脑卒中）患者的护理

中风是以突然昏倒、意识不清、口渴、口吃、偏瘫为主症的一种疾病，包括现代医学的脑出血、脑血栓、脑栓塞、短暂脑缺血发作等病，是一种死亡率较高的疾病。

1. 中风的先兆

中风的先兆有头晕、头痛、肢体麻木、昏沉嗜睡、性格反常等。情绪波动、过度疲劳、用力过猛等都有可能诱发上述症状。

2. 中风后的基本护理要求

（1）心理护理。

① 尊重老人，耐心倾听老人诉说，与老人谈话时声音要大，速度要慢，措辞应简短清晰，重复重点，必要时可使用辅助器材，如助听器、识字卡片等，以便很好地沟通。

② 老人可能因偏瘫或失语而自卑、消极，或因生活不能自理导致性情急躁，护理员与家属应注意关心老人，多与老人沟通，

给予老人精神及物质方面的支持，解除老人的顾虑，稳定老人的情绪，有利于老人尽快康复。

（2）保持正确的姿势。正确的姿势（坐姿及睡姿）可防止组织紧缩，减少水肿现象，并有助于活动能力恢复。

① 睡姿。中风病人睡觉时应注意以下几点。

◆床褥不可太软。

◆病人要用3～4个枕头去铺垫，以保持正确的睡姿。

◆多采用侧卧在患侧的一边（如病人没有肩痛及其他不适）。

◆夜间应采用一个可使病人安睡的位置。

② 坐姿。

◆体重要平均分布在两边臀部，不要偏坐一边。

◆背部紧靠椅背，双脚平放在地上。

◆手肘放在扶手上，手掌最好向上（如有困难则可向下），如有水肿应用枕头垫起。

◆双足尽可能平放于地面，膝及髋部成直角。

◆坐椅不可太软，要有足够硬度以承托体重。

◆要有扶手用以承托上臂，如无扶手可用枕头代替。

③ 变换体位。变换体位按照第6章中关于老人体位变换的方法执行。

（3）预防褥疮。预防褥疮请按第5章有关预防褥疮护理的要求去做。

（4）饮食护理。老人长期卧床，食欲不好，应吃些蛋羹、豆浆、牛奶、藕粉、米粥、水饺、鸡汤、细面条等易嚼、易消化而富有营养的食物。

温馨提示

喂饭要有耐心，咽下一口再喂下一口，切不可过急，以免发生吸入性肺炎。

（5）排泄护理。

① 如果瘫痪老人不习惯于卧位排尿，出现排尿困难，可用手轻轻按摩下腹，或用热水袋敷下腹，会收到一定的效果。

② 卧床的老人由于肠蠕动减慢，常有便秘，而便秘又往往是"中风"复发的原因，故不可轻视。如3天不解大便，就应在医生指导下选用药物治疗。

（6）居室环境。注意室内通风，适时增减衣服、做好保暖，防止老人感冒。

3. 中风昏迷病人的护理

（1）眼的护理。对眼睑闭合不全者，每日可用1%的硼酸或生理盐水洗眼1次，然后用0.25%或0.5%的金霉素眼药水滴眼，并涂上金霉素眼药膏或硼酸软膏，再用纱布遮盖或带眼罩保护角膜；对眼睑闭合较好者，每日滴0.25%的氯霉素眼药水或0.5%的金霉素眼药水3～4次。

（2）口腔护理。

① 如有假牙，应取出假牙。

② 经常清除口腔分泌物。如果分泌物较深，应用吸引器吸出。

③ 保持呼吸道畅通。

④ 每日用浸泡过生理盐水的棉球或棉签做口腔护理，如有溃疡可涂以甲紫等药物。

（3）皮肤护理。可按预防褥疮的方法护理。

（4）卧位护理。应让病人取侧卧位，不要仰卧，这样可以避免分泌物、呕吐物误入气管而引起窒息。

4. 中风老人康复训练

中风老人的后遗症主要是肢体瘫痪、语言和智能障碍，因此应坚持进行康复训练，防止老人肌肉发生失用性萎缩和关节强直。语言和智能的训练也一样。

（1）认知锻炼。

① 阅读锻炼。从简单的句子甚至单词开始训练，逐步加量。阅读又可以分为主动阅读与被动阅读，前者由老人主动阅读，然后检查其对内容的记忆程度，判断其智能的恢复程度。后者由护理员阅读，老人当听众，读完一定的数量后，向患者提问，检查其记忆能力。

② 综合性的脑力训练。如搭积木，玩纸牌游戏，下棋，听广播，听音乐，看电视、电影等，练习书画，背诵诗词，简单计算，智力拼图等，以不断活跃老人的思维能力，激发老人的志趣，有助于减缓其记忆能力的衰退。

（2）语言康复训练。主要用于语言障碍患者的康复。对于失去发音能力的老人，每天让其发"啊"音，或用咳嗽，或吹火柴诱导发音。对有发音能力但不能言语的老人，护理员要固定每天有计划地教几个字，不断重复，直至教会为止。让老人学教者的口形发音，先教字，然后教句子。定时给老人朗读文章，进行听觉刺激的语言训练。

（3）运动功能训练。主要用于肢体功能障碍患者的康复。目的是舒展处于缩短状态的瘫痪肌肉，改善血液及淋巴循环，刺激神经营养功能。同时训练代偿功能，改善中枢神经系统对各肌群的协调控制。

① 被动运动。被动运动应包括患肢所有关节各个方向的运动，运动幅度从小到大，争取尽量达到最大幅度。动作应平缓柔和，过快地牵伸往往激发牵张反射，使痉挛加重，粗暴地牵拉容易引起损伤。可先按摩或在温水中进行被动运动，肌肉松弛，提高活动效果。

② 主动运动。运动应轻松平稳，先简单，后复杂。要多做放松紧张肌肉的练习，深呼吸和轻松的腹背肌运动，带动患侧肌肉、关节的活动。然后进一步做恢复协调功能的练习、四肢互相配合的运动训练等。要注意调节运动量，避免因疲劳过度而加重偏瘫病人的肌肉痉挛。

第 8 章

老人给药护理

8.1 老人用药原则

老年人体质较为虚弱，总是容易患病，因此吃的药自然也比年轻人多，想要病好得快，那自然要吃对药。

1.选择药物要合理

药物治疗要做到安全有效，选用药物就应正确、合理。也就是要对症下药，而不可乱用药物。

（1）一般当诊断明确后，医生就会根据病情选用适当的药物，居家养病的老年病人应按医嘱服药，切不可自作主张。

（2）自选药品时，千万不要偏信广告宣传，更不要滥用新药；如果有人推荐某种药，也要充分了解并请示医生后再决定是否服用，以免发生不良反应。

2.用药品种要少

老人通常易患多种疾病，往往需要同时服用几种药。但是用药种类太多，药物之间可能发生相互作用，有的使药效增强，有的则使药效降低。

老人肝脏代谢能力和肾脏排泄功能减退，药物在体内的半衰期（即药物在体内浓度减少一半量所需的时间，经过两个半衰期，药量就是原来的1/4）延长，因而药物容易在体内蓄积而产生副作用。如老人心力衰竭时，常用药物地高辛的半衰期，30岁的青年为50小时，70岁的老人为80小时。

对老人，药量可根据年龄酌减，一般情况下，70岁的老人用药量为青年的3/4 ~ 4/5，80岁以上者只用1/2，有肝肾功能障碍的老人服药的用量应更少。

3.及时停药或减量

有时让老人停药很难，因为他们担心停药后病情加重。但是用药时间过长，超过疗程或剂量过大，也容易发生不良反应或药源性疾病。因此，当病情好转或治愈，或用药已达到一个疗程时，应按照医嘱及时减量或停药。

是否停药，听我的！

4.遵医嘱按时按量服药

药物的疗效取决于药物在血液中的有效浓度，所以正确掌握服药的时间很重要。但是老人常常容易忘记服药，或重复服药，这既容易影响疗效，又容易产生副作用。所以在护理老年病人时，最好将每天所服的药物列出清单，然后按早、中、晚分别装入袋中，再按时服药，就不会发生忘服及重复服药的现象了。

此外，对服药时间，不能只理解为白天服药，而忽略了夜间。例如一日3次，就不能理解为三餐时服用，而应是每8小时服一次；一日2次，应是每隔12小时服一次；否则白天血液的药物浓度高，夜间药物浓度低，显然对治疗不利。当然有些药物则与饮食有关，如糖尿病服降血糖的药，如一日服3次，就应每日三餐前服用。

5.选择合适的用药方法

一般情况下，在家中应选用口服给药的方法，因为口服法较安全方便。但有些疾病，如老人发生严重的细菌性感染时需静脉滴注抗生素，糖尿病人有的需肌肉注射胰岛素等，这些都应在医生指导下帮助老人用药。

6.注意饮食对药物的影响

药物与某些食物会发生相互作用，有些食物甚至会影响药物的吸收和疗效，因此应注意以下几个问题。

（1）注意药袋（瓶）上所标明的是饭前服还是饭后服。饭前服的药物，大都对胃黏膜刺激不大，而且大都是在胃肠道局部或全身发挥作用的药物，如健胃药、止泻药等。饭后服的药大都对胃有刺激，如阿司匹林饭后服可减少刺激，而且可以让药物缓慢吸收。

> **温馨提示**
>
> 居家护理时，要让老人严格按规定服药，这样既可提高疗效，又可减轻副作用。

（2）最好用白开水送服药物。不要用茶水服药，因为茶中的茶碱、鞣酸可能会影响药效；如果一次要服多种药，应分次吞服，以免发生呛咳或误咽，同时应多喝几口水，以免药物停留在食管内。

应定期进行检查，以便及早发现药物对身体的不良损害。

（3）注意有无饮食禁忌。一般来说，服药期间应禁食生冷、油腻、辛辣等刺激性食物，不应与酒、茶、牛奶同服，以免影响药物疗效。

7.留心药物的不良反应

药物的不良反应有毒、副反应及过敏反应。老人用药护理时要从以下几方面预防药物的不良反应。

（1）已知对某种药物过敏时，就诊时应告知医生，请医生注意，不开易引起交叉过敏的药物。

（2）要了解所服药物可能产生的不良反应，一旦出现，应及时停药，并在下次就诊时告知医生，以便调整药物。

（3）如老人患有青光眼、肝病、肾病、糖尿病或听力差等病症时，应在就诊时告诉医生，医生会避免使用可能加重病情的药物。

（4）患慢性病的老人，如长期服用对肝、肾、耳、眼和骨髓功能等有损害的药物时，

老人一般多患慢性病，千万不要治病心切而滥用药物。如因关节痛、腰背痛长期服用解热镇痛药，这可能引起肾病；因感冒发热滥用口服抗生素，可引起肠道菌群的失调，或菌群产生耐药性，还会损害肝肾功能；慢性便秘的老人，如久服泻药，也可引起营养不良和全身虚弱。因此切勿滥用药物。

8.用补药要适当

一般来说，饮食正常的健康老人，不需要服补药，因为"药补不如食补"，体弱多病

或急性病康复期的老人，如果确实需要用补药时，也应按中医辨证地选用适当的药，而不能滥用，否则误补，反而添病。

比如糖尿病人，可用生晒参、人参等作为进补品，但忌用甘草及含糖较多的药物。凡血脂过高、动脉硬化，有冠心病、胆囊炎、痛风等疾病者，绝不可应用高蛋白、高脂肪、多糖分的药物和食品，如甲鱼、阿胶、桂圆、别直参、牛鞭、鹿蹄筋等。因为进食这类食品和药物，反而会助长病情发展，使血脂增高、血黏度增稠、血中尿酸增多、血压升高，结果越补越糟。

8.2 中药的煎煮及服用护理

1.中药的煎煮

（1）煎药器具。一般选用有盖的陶瓷砂锅或搪瓷锅，因其受热均匀，性质稳定，不应用铁质器具，以免药液变色或发生化学反

应而影响药效。容器大小要适宜。过大，水量相对较少，药性的煎出受到影响；过小，水沸后药液易溢出，两种情况均会影响药效。

（2）煎药用水。煎药用水也很重要，应使用符合国家标准的饮用水，如纯净水、井水、自来水，以不含消毒剂的优质天然水为佳。

（3）加水量。加水量应根据药材重量、体积、吸水能力及需煎煮时间而定，一般以浸泡后水面高出药材2～3厘米为宜。

药味多、体积大、吸水强、煎煮时间长的中药加水宜多些，否则宜少些；头煎加水量宜多些，二煎宜酌减；煎煮滋补药加水宜多些，解表药宜少些；用于少儿的汤剂可适当减少加水量。

温馨提示

中药适当浸泡湿润有利于有效成分的煎出。中药在煎煮前宜在室温下加水搅拌后浸泡30～60分钟，使水分子充分浸入药材组织。

（4）煎煮火候、时间。煎煮火候、时间等直接影响汤药质量。

① 火候。一般先武火（急火），煮沸后改文火（慢火）保持煮沸状态，直至达到煎药要求。

② 时间。每服药一般煎两次，煎煮时间依药方不同而有所区别。

◆一般药煮沸后再煎煮约15分钟即可，二煎药宜比头煎时间短些。

◆滋补类药，一般头煎煮沸后再煮30分钟左右。

◆解表药气味辛香，富含挥发油，煎煮太久易使药材有效成分挥发逸去，降低药效，宜急火煮沸，再煎5～10分钟。

（5）煎液量。煎液量，以每次煎煮后趁热滤取煎液100～200毫升为宜。药味多的煎药量宜多些，药量少则宜少些。注意第二次煎煮后，应挤榨药渣，避免药液的损失。

2.中药服药方法

（1）汤剂的服法。汤剂的服法大致分为三种。

① 分服。将每天1剂中药，分2～3次等量分服。老人服药有困难的也可采用少量多次或浓煎后服用。煎煮后，将两次煎液合并混匀。

② 顿服。将1剂汤药1次服下，以取其量大力峻、快速起效之作用。

③ 连服。指在短时间内连续给予大剂量药物的服用方法。意在短时间内，使体内达到较高的药物浓度。

服用汤剂还应特别注意服药的温度。汤剂的服药温度有热服、温服和冷服之分，具体如下图所示。

汤剂的服药温度：
- 热服。将刚煎好的药液趁热服下，常用于寒证
- 温服。将煎好的汤剂或送药的水等放温后再服用，一般汤剂均采用温服
- 冷服。将煎好的汤剂放冷后服下，常用于热证

（2）中成药的服法。中成药一般分送服、冲服、调服、含化及喂服等。

① 送服。即将药放入口内，用温开水或药引、汤剂送服。

② 冲服。即将药物放入杯内，用温开水、药引等冲成悬混液后服用。

③ 调服。即将一些散剂用温开水或白酒、醋等液体调成糊状后口服，如安宫牛黄丸、紫雪丹等均用此法给药。

④ 含化。即将丸、丹剂含在口中，让药慢慢含化，缓缓咽下，如六神丸、喉症丸、救心丹等。

⑤ 喂服。本法主要用于年老体弱或急危重症病人，是指将中成药溶成液状，逐口喂给病人的一种服法。

3.中医用药护理

除了注意煎药和服药方式外，还应该注意以下内容。

（1）服药剂量。用药的剂量一般应该由医生根据具体情况具体决定。

（2）服药后。服药后应注意休息，观察药物效果，观察是否有不良反应。尤其是服用剧烈或有毒性的药物，更需严密观察和记录。

8.3 口服给药

口服药是经胃肠道吸收达到治疗目的的药物，是最常用、最方便又较安全的给药方法。口服药物有固体药、水剂、油剂等。

1.服药的方法

（1）固体药（片剂、胶囊、丸）。看好剂量后，直接用水冲服。

温馨提示

最好先放入药杯或药盖内，不要用手直接拿取。

（2）粉剂。先用水溶解后摇匀再服用，如感冒冲剂等。

（3）水剂。

① 服前先将药水摇匀，左手持量杯，拇指置于所需刻度，高举量杯，使所需刻度和视线平行，右手将药瓶有标签的一面放于掌心，避免污染标签，倒药液至所需刻度处。

② 更换药液品种时，应洗净量杯。不可将不同的药液放至同一药杯内，以免发生化学变化。

③ 药液用量不足1毫升时，为避免药液附着杯壁，影响剂量，可用滴管吸取药液计量，滴管应稍倾斜，使药量准确（1毫升按15滴计算）。

（4）油剂溶液与按滴数计算的药液。可先在杯内加入少量冷开水，以免药剂附着于杯上，影响剂量。

2.服药的注意事项

（1）对牙齿有腐蚀作用和使牙齿染色的药物（如铁剂等），服用时为避免其与牙齿接触，可将药液用吸管吸入，服完后漱口。

（2）止咳糖浆对呼吸道黏膜起安抚作用，服后不宜饮水，以免冲淡药物，降低药效。同时服用多种药物时应最后服止咳糖浆。

（3）磺胺类药和发汗药，服后宜多饮水。

（4）含黏质较多的酵母片要嚼碎后吞下。

（5）为防止肠溶片在胃内被破坏，需吞服。

3.服药时间

（1）刺激食欲的健胃药应在饭前30分钟服用，如吗叮啉、酵母片等。

（2）对消化道和对胃黏膜有刺激的药物宜在饭后30分钟内服用。

（3）催眠药、止泻药在睡前服用。

（4）利尿及泻剂要清晨或白天服用。

（5）在体内消失快的药，服药间隔时间应短，如四环素类；消失慢的药服药间隔时间应长，如长效消心痛两次服药时间需间隔12小时。

4.服药禁忌

（1）有的药不能同时服用，如阿司匹林与维生素B_2、痢特灵与利血平等。

（2）乳酶生、金双歧不能与庆大霉素、红霉素等抗生素同时服用。

（3）含铁剂药应禁饮浓茶等。

5.警惕药物的副作用

（1）长期服用安眠药的人要防止成瘾，某些药服用后会产生胃部不适、皮肤过敏、发疹以及便秘等副作用。

谨遵医嘱
勿擅自停药

（2）服用降血压药或肾上腺皮质激素后，一旦停服反而会使病情加重，应遵医嘱。

（3）药物的拮抗作用（发挥相反的作用），说明有些药物是不能同时服用的，需遵医嘱。

6.服用某些特殊药物时，应密切观察病情疗效

如服用洋地黄需测量心率变化，以防中毒、药物热、皮疹，如发现异常变化（若病人心率低于60次/分或突然明显增快，节律由规则转为不规则或由不规则转为规则），应到医院进行处理。

7.药物保管

（1）药物要放在孩子拿不到的地方，严加保管，对于剩余的药量做到心中有数。

（2）为避免药物因潮湿、高温、透光等原因变质，要注意防潮，放在通风的地方，也要避免日照。

（3）药瓶上应有明显的药名标签，不要随意将药装入标有其他药名标签的瓶中，以免引起误服。

（4）凡是有过期、变色、受潮、发霉、沉淀等现象之一的药物要坚决清除掉，不能再用。

（5）经口药物一定要与外用药、农药、杀虫药等分开放置。

温馨提示

注意经口和外用药分开，液体与固体制剂分开，易串味的中药分开放置。

8.4 耳内用药

耳内用药是将药物直接滴入耳内，用于治疗局部疾患，如中耳炎、外耳道炎症等。

1.操作方法

让患者侧卧，患侧耳朵向上，滴耳药时，耳廓向后上方提，使外耳道变直。滴管指向鼓室，滴2～3滴药于外耳道，叮嘱患者保持原姿势几分钟。

向后下方拉耳垂，滴入后保持姿势2分钟

2.注意事项

（1）为使药液能持续湿润鼓室，可疏松地塞入棉花，但不可填塞过紧。

（2）各种滴耳剂应在保质期内使用，剩余的应放在阴凉干燥处或冰箱冷藏室内保存。但滴药时，应使药液温度和体温接近，因为较冷的药液滴入耳内会引起眩晕。

（3）滴药时，滴药者将患者耳廓向后下牵拉使耳道变直，滴耳液的滴管不可碰及外耳道，以免污染。

8.5 眼部用药

眼部用药是将药物直接用于结膜囊内，用于治疗眼部疾患，如结膜炎、沙眼等。有涂眼药膏和滴眼药水两种方法。

1.操作方法

（1）涂眼药膏。

① 让患者取坐位或仰卧位，头略后仰，眼向上看。

② 操作者手持眼药膏软管，将药膏直接挤入结膜囊内，涂完后用棉签或棉球轻轻擦去外溢的药膏，叮嘱患者闭眼数分钟。

温馨提示

眼药膏一般在午睡或晚睡前涂，起床后擦拭干净。

（2）眼药水滴法。

① 操作者洗净双手。

② 让患者头稍后仰，眼向上看，左手将下眼睑（俗称下眼皮）向下方牵拉，右手持滴管或眼药瓶，将药液1～2滴滴入结膜囊内。

③ 轻提上眼睑，让患者轻闭眼2～3分钟。

④ 用棉签或清洁的手帕、毛巾擦干流出的药液。

2.注意事项

（1）如眼部有分泌物，应用棉签或消毒过的手帕将分泌物擦去再用药。

（2）双眼滴药时，先滴健眼，再滴患眼。

（3）眼药水不能直接滴在角膜面。

（4）滴药时滴管或眼药瓶距眼睑1～2厘米，不要使其触及眼睫毛，以防感染。

（5）混悬液用前需摇匀。

（6）多种眼药水不可同时滴入，需将时间间隔开。

（7）滴眼药水后，压迫内侧眼角泪囊区2～3分钟，以免药液经泪囊流入鼻腔引起不适反应。

（8）眼药水/膏不能和其他药水/膏存放在一起，以免拿错，误点入眼。

8.6 鼻腔滴药

鼻腔滴药时将药物直接作用于鼻黏膜，用于治疗鼻炎、鼻塞等。

1.操作方法

（1）让患者擤鼻，解开领口，取仰卧位，头向后仰，肩下垫软枕或将头伸出床沿下垂（高血压及老年患者只能取肩下垫枕位），使颈部充分伸展。

（2）操作者洗净双手后，左手轻推患者鼻尖，以充分暴露鼻腔，右手持滴鼻药，药瓶距患者鼻孔约2厘米，轻滴药液3～5滴。

（3）轻捏鼻翼，使药液均匀分布于鼻腔

黏膜上。

（4）叮嘱患者保持原卧位约5分钟后，方能坐起或行走。

2.注意事项

（1）不可用油剂滴鼻，以免吸入肺内，刺激呼吸道。

（2）血管收缩剂（如麻黄素等）不能连续使用3天以上，否则会出现反跳性充血，使黏膜充血加剧。

8.7 舌下含药

舌下含药是指药物直接通过舌下毛细血管吸收入血，完成吸收过程的一种给药方式。舌下含药最适宜在去医院前用来救治心绞痛患者，既能减轻病痛，又可争取有利的治疗时机。常用的舌下含服药有硝酸甘油、硝酸异山梨酯、速效救心丸等。

1.操作方法

舌下含服药物时应该半卧或坐着，直接将药片放在舌的下方，因为那里的黏膜和毛细血管丰富，更利于药物的吸收。同时，应张口做深呼吸，避免吞咽。一定时间后观察药物效果和其他反应。

2.注意事项

（1）用前弄清药物的名称、剂量、用药时间、适用范围。

（2）要叮嘱患者不要咀嚼、吞咽，而应让药物自然溶解，否则会降低药效。

（3）若含服消心痛、硝酸甘油，服后要测量血压、脉搏、心率等。

温馨提示

口腔干燥时可含少许温白开水，润湿后再含药，以利于药物的吸收，但不能用水送服。

8.8 直肠给药

直肠给药是将药物经肛门放入直肠内，由直肠黏膜吸收，以达到治疗目的，也属黏膜用药。

1.操作方法

直肠给药时，患者取侧卧位，适当抬高臀部，张口呼吸，以松弛括约肌，给药者戴上指套，将栓剂轻轻推入内括肌上方（2～3厘米）。给完药后要叮嘱患者保持原姿势（侧卧位）20分钟。

2.注意事项

（1）要将药物放入足够的深度，以免药物融化后由肛门外流，影响药效。

（2）栓剂要在冰箱内保存，以防软化。

8.9 阴道给药

阴道给药是指将药物直接放入患者阴道，用于治疗阴道疾病，如阴道炎、阴道真菌感染等。

1.操作方法

（1）阴道灌洗时，冲洗器悬挂的高度以高于患者髋部为宜，避免压力过高使药液进入子宫颈口。

（2）用栓剂时可戴手套，用手指将栓剂放入阴道深处。给药后至少卧床30分钟。

2.注意事项

（1）如药液有色，应让患者使用卫生巾，以保持衣裤清洁。

（2）动作要轻柔，以免损伤阴道黏膜。

8.10 皮肤给药

皮肤给药是一种局部给药方法，将药物直接在皮肤和其他部位涂药或滴药后再外敷，从而达到治疗目的。常用药剂为洗剂、乳剂、粉剂、糊剂和软膏，一般慢性炎症用软膏，

有轻微渗出液用糊剂，大量渗出液用粉剂、乳剂，急性期用水剂或乳剂、粉剂。具体选用何种剂型，应遵照医嘱。

1.操作方法

（1）给药前将患者患处皮肤擦洗干净。

（2）操作者洗净双手后，根据药性选择适当用具，如乳剂、洗剂、糊剂选用毛刷或棉签，软膏、油膏选用压舌板或小木片，不可用手直接涂抹（一般药品本身带有涂抹用具）。

（3）涂擦时自中心开始向外以环形方式涂抹，边涂抹药物边按摩，以促进皮肤对药物的吸收。

2.注意事项

（1）皮肤给药除注意观察药物对局部的刺激反应外，如局部皮肤红肿、疼痛、瘙痒，还要关注某些药物被吸收后引起的全身反应。

（2）局部皮肤如有破损，要注意无菌操作。

（3）使用洗剂要充分摇匀。

（4）涂覆油膏时不宜太厚。

（5）用药浸泡要注意药液温度，防止烫伤。

> 💡 **温馨提示**
>
> 皮肤给药时为保持对局部的持续作用和避免被衣服、被褥拭去，可适当包敷。若局部皮肤有破损需无菌操作，所用器具、敷料均应消毒。

第 9 章

生命体征的测量与观察

9.1 测量体温

1.人的正常体温

人体的正常体温范围：口测法在36.2 ~ 37.2℃，腋测法在36 ~ 37℃，肛测法在36.5 ~ 37.5℃。

37.4 ~ 38℃为低热，38℃以上为高热。

人的体温虽然比较恒定，但人类个体之间的体温有一定的差异，少数人的标准体温可低于36.2℃，也可高于37.3℃。即使同一人体温在一日内也不是完全一样的，昼夜间体温的波动可达1℃左右。

在正常情况下，人的体温在清晨2：00 ~ 6：00时最低，下午4：00 ~ 8：00时最高，但变动范围应在0.5 ~ 1℃之间。同时，进食后、运动或劳动时、情绪波动时体温会上升，在睡眠、饥饿、禁食、卧床休息时体温会下降。

 温馨提示

老人因活动量少，机体代谢率低，体温比正常成年人略低。

2.体温计

体温计由玻璃制成，里边装有水银柱；水银遇热上升的刻度就是体温度数，一般分为口表和肛表。此外，还有电子体温计。

（1）读取常规体温计上的读数。背光站立，用拇指和食指拿好体温计，左右转动，直到看清水银柱为止。从侧面看可以看到一条细线，如果从正面看，可以看到一条粗线，粗线顶端所指的刻度即表示体温，旁边的数字即为读数。

（2）读取数码体温计上的读数。从显示数字中直接读取，有的数码体温计上还有记忆功能。

3.测量体温的准备

（1）测量体温30分钟前应充分休息，避免喝水、进食、洗澡、擦浴、热敷、体力活动、情绪激动等。

（2）测量体温前，应用拇指和食指握紧体温计上端，手腕急速向下向外甩动，将水银柱甩到35℃以下。甩时要注意四周，避免将体温计碰破。

4.肛门测温

（1）在体温计水银端涂少量油类润滑。

（2）病人侧卧，或平卧屈膝，将体温

计的水银端慢慢以旋转方式插入肛门3～5厘米。

（3）用手握住体温计的上端，以防脱落折断，3分钟后取出，用软手纸将体温计擦净，再用酒精棉球擦净消毒。

（4）读数。

5. 腋下测温

腋下测温时，对出汗多的老人要先擦去腋窝部的汗水，再把体温计的水银端呈45度角放入腋窝，水银端不能伸出腋窝外，让老人屈臂，夹紧体温计，5分钟后取出，读数。

45度

温馨提示

在体温计及皮肤之间不能夹有内衣或被单，以免影响测量结果。

6. 口腔测温

（1）将体温计的水银端放在老人舌下，嘱咐老人闭紧口唇，但牙齿不要咬合。如果老人口唇闭合不紧，可轻柔地帮助其闭紧。

（2）3分钟后取出，读数。

测完体温，用冷水及肥皂清洁体温计，切忌用热水冲洗，以免损坏，擦干后插入体温计套中存放。传染病人体温计要专用，用后浸泡在70%的酒精或60度白酒中消毒半小时。

用口腔测温法给老年人测体温时，要注意以下事项。

（1）吃冷、热食或吸烟后半小时才能测口腔温度。

（2）严冬季节从室外进屋15分钟后再进行测量，以免影响测温的准确。

（3）患口腔疾病的、昏迷的老人不宜测口腔温度。

（4）千万注意提醒老人不要用牙齿咬体温计，以免折断体温计造成水银逸出或断端损伤口腔黏膜。

9.2 测量脉搏

1. 正常脉搏

脉搏是左心室收缩，血液经动脉系统流动时所产生的波动感觉。

脉搏多快为正常呢？各个年龄段脉搏的标准是不同的。1岁的孩子，每分钟120～140次；2～4岁，每分钟100～120次；5～10岁，每分钟90～100次；11～14岁，每分钟80～90次；成年人每分钟70～80次。老人脉搏稍慢。

成年人脉搏每分钟少于60次是心动过缓（运动员脉搏有时也在60次以下，是心脏健康有力的表现）。如果超过100次则是心动过速。

体力活动或情绪激动时，脉搏可暂时增快，发烧时脉搏也会增快，一般情况下体温每增高1℃，脉搏增加10～20次。但伤寒病人例外，虽然发烧体温很高，脉搏并不加快，这称为相对缓脉。贫血、剧痛、甲亢的病人，虽不发烧，脉搏也会很快。

正常人的脉搏有力而富有弹性，很容易在手腕、掌面外侧跳动的桡动脉上摸到。如果病人有大出血或病情严重时，脉搏就会很微弱，甚至摸不到。有些疾病如高血压、动脉硬化，脉搏强而硬，而且没有弹性。

2.数脉搏的准备工作

（1）数脉搏以前，如果老人进食、运动、劳动或过度兴奋，应让其休息10～20分钟。

（2）让老人平卧或坐着，手臂放松，放在适当位置。

3.测脉搏的方法

（1）测脉搏的部位。测脉搏常选用较表

浅的动脉，靠拇指一方的桡动脉是最方便和常采用的部位，其他如颈动脉（在脖子的侧面）、颞浅动脉（靠近外耳道与耳轮处）或足背动脉也可采用。

（2）用物。手表或秒表、笔和记录本。

（3）数脉搏。数脉搏时将食指、中指、无名指（即第2、第3、第4指）指端并排放在动脉上，压力大小以能摸清楚动脉搏动为限。一般病人计数半分钟，并将所测得数值乘2即为每分钟的脉搏数。

9.3 观察呼吸

1.正常呼吸

呼吸是人体内外环境之间进行气体交换的必须过程，人体通过呼吸而吸进氧气、呼出二氧化碳，从而维持正常的生理功能。一呼一吸计算为一次呼吸。

正常成年人每分钟呼吸16～20次，呼吸与脉搏的比是1：4，即每呼吸1次，脉搏搏动4次。小孩呼吸比成人快，每分钟可达20～30次；新生儿的呼吸频率可达每分钟44次；老人稍慢。

运动、紧张、激动、疼痛、发热等均可使呼吸加快，休息、睡眠时呼吸则稍慢。

2.测呼吸的方法

（1）让老人在放松的姿势下做1～2次深呼吸，像平常一样正常呼吸，测量人员计算在一分钟内老人心窝起伏了多少次。

温馨提示

不能用拇指数脉，因拇指本身的动脉较表浅，易与他人的脉搏混淆。把脉时手指要轻柔，不可太用力下压。不要在患肢上测量脉搏。每次测量后都要记录。

4.测脉内容

（1）速率。速率就是脉搏的快慢。要一面把脉，一面看着表，一面数脉搏，一般要数一分钟。

（2）节律。正常心跳应该是整齐、有规律的，即每跳之间的间隔时间一致；如果心跳不规则，比如有的提早跳动，有的又间隔时间过长才跳，有的突然漏掉一跳，有的很不均匀地乱跳，而且每跳次脉搏强弱也不一样，这种现象称为心律失常，或叫作心律失常。

（3）强弱。脉搏的强弱在一定程度上反映了心脏搏动的强弱和血管的弹性。

比如，休克病人脉搏细弱而快，高血压病人脉搏有力，心血管病人的脉搏常有强-弱交替（称交替脉），心房颤动病人的脉搏强弱很不一致，几乎每跳都有点儿不同，且节律很乱。

（2）躺卧姿势下也如上进行，注意确认老人呼吸的节奏及强弱、呼吸深浅、呼吸时可听见的声音，以及呼吸的方法（口呼吸、鼻呼吸、肩呼吸、腭呼吸）。

9.4 测量血压

血压是指血液在血管内流动时，对血管壁所产生的压力。

1.正常血压的范围

正常成人的血压，收缩压为90～140毫米汞柱（1毫米汞柱=0.133千帕），舒张压为60～90毫米汞柱，脉压差为30～40毫米汞柱。成年男性的血压比成年女性的血压约高5毫米汞柱，女性绝经后与男性的血压相差不多。

运动、情绪紧张、激动、寒冷等均可暂时使血压增高，正常人的血压随年龄增长而有变化。

血压常在清晨最低，午后或黄昏最高。

2.水银柱血压计测量血压

（1）测量前的准备。

①测量前使老人安静休息15分钟以上，保证其情绪稳定。

②测量前应先检查血压计有没有破损，水银柱平面应在"0"位。

（2）测量步骤。

①让老人坐或卧，露出一侧上臂，衣袖太紧的应脱下，伸直肘部，掌心向上平放。

②放平血压计，使水银柱"0"点与肱动脉、心脏处于同一水平（坐位）。

③驱尽血压计袖带内的气体，平整、松紧适宜地在肘窝上3厘米处缠绕于上臂，塞好袖带端。戴上听诊器，在肘窝内摸到肱动脉搏动后，将听诊器放在搏动处，一手稍加固定，关紧气门，捏皮球打气，见水银上升到180毫米汞柱左右（若是高血压病人可上升到200毫米汞柱左右），然后轻轻打开气门，使水银柱缓慢下降，当听到第一声搏动时，水银柱顶端指的刻度，即为收缩压。

④ 继续开放气门，搏动声音突然变弱或消失时，水银柱顶端所指的刻度为舒张压。没有听清楚时，可将水银柱降至"0"位，重新测量。

⑤ 测完后关闭水银柱开关，以防水银外溢，并将气球与袖带按位置放好，以免损坏水银柱管。

 温馨提示

若所测得血压值很高，又是初次测量，建议休息1小时后再测量。

3.电子血压计测量血压

现在许多家庭都购买电子血压计给老人随时测量血压用，所以，养老护理员对电子血压计的知识也应该有所了解。

电子血压计从测量方式上有两种，一是臂式，二是腕式，这两种电子血压计对健康人来讲都适用。但要特别说明一点，腕式的电子血压计不适用于患有血液循环障碍的病人。糖尿病、高血脂、高血压等疾病会加速动脉硬化，从而引起患者末梢循环障碍，这些患者的手腕血压与上臂的血压测量值相差很大。建议这些患者和老人选择臂式电子血压计。

（1）臂式电子血压计的使用方法。在使用前根据血压计的型号、功能不同，对照说明书进行调整，并仔细阅读。

① 将电子血压计的臂带打开，避免臂带从金属环中滑出。

② 测量时裸露手臂，如果穿有较厚的上衣，测量时不要卷长袖，应将上衣脱去。测量时应在温度适宜的房间进行。

③ 将血压计的臂带套在左臂上，臂带的底部应高于肘部1～2厘米，绿色的标记应位于手臂内侧的动脉上，空气管应在中指（手掌方向）的延长线上。

④ 将臂带端部拿住，边拉边将臂带紧紧缠在手臂上。

⑤ 按下测量开关，开始测量。

 温馨提示

绑袖带时太紧或太松都会影响所测的数值，一般绑好袖带充气后，能容纳一个手指的间隙较好。

（2）腕式电子血压计的使用方法。

① 正确地卷绕腕带（戴在左手的情况下）。将腕带戴在手腕上，戴的时候左手的拇指侧朝上，显示屏朝上，腕带的端部距离手腕与手掌的边界要保持10 ~ 15毫米（一食指宽左右），避免顶在尺骨上。

② 手握腕带的端部，一边拉紧，一边牢固地卷在手腕上。

③ 测量时身体保持松弛的状态，背伸直，坐姿良好。

④ 血压计保持与心脏部位同高，不要用另一只手托住腕带，否则，可能导致错误的测量结果。

9.5 观察病情

健康的人一旦出现不舒服，是比较容易觉察的。但对于慢性病人，尤其是老年患慢性病者，症状通常不明显，老人的感觉又不敏感，因而往往容易被忽视。所以，养老护理员在照顾老人时应该学会观察病情。

1.全身情况观察

全身情况的观察要点如下。

（1）短期内是否有显著发胖或消瘦情况。

（2）食欲如何，有没有改变。比如是否厌油腻，有没有恶心、呕吐。

（3）睡眠情况如何。

（4）呼吸是否困难。

（5）排泄物是否正常。

（6）心跳频率和节律有没有异常。

2.头面部观察

头面部的观察要点如下。

（1）脸色怎样，是苍白、黄染，还是发红。

（2）眼睛有没有分泌物，虹膜是否充血，巩膜有没有黄染。

（3）眼睑和面部有没有浮肿。

（4）耳朵有没有溢脓。

（5）有没有流鼻涕或鼻子不通气。

（6）口唇颜色有没有异常，舌苔有何情况。

（7）口角或口内有没有溃疡，有没有口臭。

（8）牙龈有没有红肿、溢脓，有没有牙痛。

（9）舌头活动是否灵活，有没有不听使唤的情况。

（10）有没有声音嘶哑，有没有咽痛、咽干。

（11）有没有淋巴结肿大。

（12）有没有视力下降和眼的其他症状。

（13）有没有鼻出血、嗅觉下降。

（14）有没有耳鸣、听力下降或眩晕。

3.皮肤情况观察

皮肤情况的观察要点如下。

（1）肤色是否有异常变化。

（2）有没有发疹。

（3）有没有异常干燥感，弹性如何。

（4）是否多汗、湿润。

（5）皮肤是否发凉。

4.动作、体位观察

动作、体位的观察要点如下。

（1）睡眠时喜欢保持哪种姿势。

（2）站或坐位时，身体有没有前倾或后仰。

（3）弯腰是否困难。

（4）手脚有没有抽搐现象，动作是利索还是迟缓。

（5）双臂上举有没有困难。

5.疼痛情况

疼痛的情况比较复杂，一是程度难以划分，二是每个人对疼痛的反应有很大差异，所以观察较为困难。一般应注意以下几个方面。

（1）疼痛的部位，是头痛，还是胸痛、腹痛。

（2）疼痛的性质，如有钝痛，锐痛；绞痛，胀痛；急性阵发性痛，慢性持续性痛；压榨性痛，刀割样痛等。

（3）疼痛时伴发的症状，如腹部疼痛，可能伴发恶心、呕吐、腹泻；胸部压榨性疼痛，可能伴发心跳、呼吸困难；青光眼患者头痛可伴视力障碍；炎症疼痛伴有局部红、肿、热。

（4）疼痛有没有诱发加重因素和缓解因素。如溃疡病的疼痛，饥饿时加重，进食后可缓解；肌紧张性头痛，可因天气恶劣而加重。

（5）既往有没有发作史。

（6）有没有血压、脉搏、体温的变化。

9.6 对护理进行记录

除了照顾好老人的生活外，养老护理员还要做好护理记录。

1.护理记录的内容

护理记录的内容包括以下方面。

（1）体温、呼吸、脉搏、血压，这是必须测记的生命体征。

（2）脸色、肤色情况。

（3）进食情况，如食欲的好坏，摄入食物及液体的量。

（4）排泄物的性状、颜色、次数和量。

（5）精神状况，相应疾病应特别注意观察的内容。

2.记录时间

护理记录需要在每天的同一时间进行，比如体温、脉搏、血压，要在晨起和午睡后各测一次。如发生病情变化，应随时记录，并记录发生的时间。

3.护理记录本

要准备一个记录本，根据病人的具体情况设计应记录的内容，其格式如下两表所示。

护理责任量化记录表

姓名　　　　　　　月份

日期	入量/毫升			出量/毫升			生命体征					是否特殊	特殊情况通知家属和医生备忘记录	护理员签名
	项目	备用量	实入量	小便	大便	其他	体温/℃	脉搏/（次/分）	呼吸/（次/分）	血压/毫米汞柱			

被服务人或家属服务评价签名：

注：1.特殊情况通知家属和医生备忘记录栏，要求准确详细记录：通报时间、地点、内容、受话机号、对方回复细节。

2.进餐、鼻饲、排痰护理可用此表。

日常护理记录表

日期	晨间护理		日间护理					晚间护理				是否特殊	特殊情况通知家属和医生备忘记录	护理员签名
	协助刷牙漱口	口腔清洁	洗脸	洗头	修剪指甲	更衣/换床单	床上擦浴	沐浴	洗脚	整理铺床	夜间查询			

被服务人或家属服务评价签名：

注：特殊情况通知家属和医生备忘记录栏，要求准确详细记录：通报时间、地点、内容、受话机号、对方回复细节。

第 10 章

常规消毒与
冷热应用

10.1 家庭消毒的常用方式

1.浸泡、擦拭或喷洒消毒

绝大多数消毒剂都可采用这三种方式，以过氧乙酸为例，介绍如下。

（1）浸泡消毒。浸泡衣物、体温计，配制0.04%浓度的溶液，浸泡2小时后用清水洗净即可，也可用来消毒双手。

（2）擦拭消毒。擦拭桌椅、窗台、门把手或水龙头，配制0.5%浓度的溶液，擦抹3次，待30分钟后用清水擦净。

（3）喷洒消毒。使用喷雾器喷洒0.5%浓度的溶液，喷后关闭门窗30分钟。

温馨提示

喷洒消毒时要注意关闭门窗，盖严食品及家电等用品；喷洒时应分区、分段进行，由上往下，由左往右，不遗留空隙；地面喷两次，空间喷一次。

2.气体烟雾熏蒸

适合家庭应用的有甲醛、过氧乙酸等。熏蒸消毒时要注意以下几点。

（1）充分暴露需消毒物品的表面（如打开柜门和抽屉、挂好衣服、摊开被褥等），取走怕腐蚀的物品。

（2）关闭窗户，用纸条蘸水严封门窗孔隙。

（3）安放电源（一般用电炉，将开关引至门外），使用耐热容器，倒入过氧乙酸或甲醛，关严房门，人员退至室外，接通电源。

（4）密闭6小时以上，再开窗通风。

3.直接用漂白粉干粉消毒

用于水分较多的排泄物，用量为排泄物的1/5，一般略加搅拌后作用2～4小时。肝炎或肠结核患者粪便应作用6小时，肠道炭疽需作用12小时。

相关链接

如何选择家庭消毒剂

目前国内市场上消毒剂琳琅满目，既有纯粹的家庭消毒剂，也有不少作用宽泛、界限不清的消毒剂。对于前者，按国家有关规定，一定要有卫生许可证才能生产上市；但对于后者因没有明确规定，人们对它们的毒性、效果很难把握。消毒剂一旦失控，就会危害到人，因此要理性地购买消毒剂。

1.根据消毒剂的杀菌能力选择消毒剂

消毒剂按杀菌能力强弱一般可分为三级。

一级：为高效消毒剂，如过氧乙酸、漂白粉、清洗消毒剂、过氧化氢、臭氧、甲醛、碘酊等，它们能杀灭各种细菌繁殖体、真菌、病毒和细菌芽孢。

二级：为中效消毒剂，如高锰酸钾、乙醇、来苏水等，它们能杀灭细菌繁殖体、真菌和大多数病毒，但不能杀灭细菌芽孢。

三级：为低效消毒剂，如新洁尔灭、洗必泰等，它们只能杀灭部分细菌繁殖体、真菌和病毒，不能杀灭结核杆菌、细菌芽孢和抵抗力较强的真菌与病毒等。

2.结合消毒方式选择消毒剂

消毒方式多种多样，归纳起来为三类。

（1）浸泡、擦拭或喷雾消毒，绝大多数液体消毒剂（环氧乙烷、多聚甲醛、臭氧除外）可采用这类方式。

（2）气体或烟雾熏蒸消毒，有环氧乙烷、甲醛、多聚甲醛、过氧乙酸、过氧化氢、臭氧等气体消毒剂。

（3）直接使用，如漂白粉干粉用于消毒含水分较多的排泄物。

3.注意对消毒对象的损害

不同的消毒剂对被消毒物品的腐蚀、漂白作用和对人的刺激性与毒性不同。腐蚀、漂白作用较大的有含氯消毒剂、过氧化物消毒剂，高锰酸钾有染色作用，刺激性较大的有醛类、酚类、含氯消毒剂和过氧化物消毒剂，毒性较大的是酚类、含氯消毒剂，甲醛也有一定的毒性。

10.2 室内空气消毒

室内空气消毒是预防呼吸道传染病的重要措施。通常选用如下几种办法。

1.自然通风法

自然通风法是一种最基本也是最容易实行的方法。每天早晨起床后，打开门窗通风半个小时，可使室内空气净化，除去空气中大部分微生物。通风时，空气中飘浮的微生物会很快死亡。

2.紫外线消毒法

紫外线能杀灭空气中的微生物，家庭常用低臭氧紫外线灯，每5～15平方米面积安装1个30瓦灯管。通常只要其紫外线强度不低于100微瓦/平方厘米，照射1小时以上，就可杀灭室内空气中90%以上微生物。

3.化学熏蒸法

此法是消毒室内空气的有效方法。常用过氧乙酸熏蒸，将药液按需要量（每立方米1克）倒入耐热、耐腐蚀的容器中，放在电炉、煤炉或乙醇炉上加热，使之气化。熏蒸60分钟可达到室内空气消毒的目的。

10.3 对餐具消毒

餐具易受多种致病微生物的污染，如果不经彻底的清洗与消毒，就可能成为胃肠道等传染病的传播媒介，导致传染病的发生和局部流行。消毒方法如下。

1.煮沸消毒法

此法最为简便而又可靠。将碗、筷等餐具全部浸没于水中加热，水沸后持续煮沸15 ~ 30分钟。

2.蒸汽消毒法

采用90℃蒸汽，经10分钟即能杀灭肠道传染病的常见致病菌。如有肝炎病人，餐具消毒时间应持续30分钟。

3.食具消毒柜消毒法

符合国家标准的食具消毒柜，大都采用远红外线高温方式消毒，有的加臭氧方式消毒，均能有效杀灭常见的病菌，但应严格按照厂家提供的消毒柜说明书使用。

4.化学消毒法

此法常用的消毒剂有过氧乙酸、漂白粉、碘伏、高锰酸钾等。如用过氧乙酸消毒，先将餐具洗净，用1：5000的过氧乙酸溶液浸泡30 ~ 60分钟后，用清水洗净，再用开水烫过后备用。

目前市场上有多种餐具消毒剂出售，其中多以含氯消毒剂为主，辅以去污剂、稳定剂、防腐剂等，多适用于消毒餐具。

> **温馨提示**
>
> 选用消毒剂时，应购买有生产许可证及产品合格证的产品，并按说明书上的使用说明消毒餐具。

5.微波消毒法

微波炉也可以用来消毒餐具。干燥的瓷碗、竹筷及洗碗布等应用水浸湿后消毒，玻璃、塑料餐具应浸泡于水中或用湿布包裹后再消毒。

> **温馨提示**
>
> 干燥的金属餐具不能在微波炉中消毒，因为可能产生电火花，损坏磁控管。

10.4 对家具消毒

（1）将家具置于室内，打开抽屉、柜门，关闭门窗，在室内采用熏蒸消毒法和喷雾消毒法进行消毒。

（2）单独消毒。可用1%的漂白粉澄清液擦洗或喷洒家具，也可用0.2%的过氧乙酸溶液擦洗家具，还可用0.5%的新洁尔灭溶液擦洗家具。

消毒液

温馨提示

在消毒过程中要注意，金属或表面油漆家具不能用漂白粉或过氧乙酸溶液消毒，以免腐蚀、损坏家具和导致家具褪色。

10.5 冷敷法

冷敷可使局部或全身小动脉收缩，减少血流，减轻局部充血、出血，降低细菌活力，因而可抑制炎症扩张和化脓，达到止痛、止血、消炎和退热的效果。冷敷还可用于全身降温和镇静。

1.冷敷法的适用范围

冷敷法适用于局部软组织损伤的早期，可防止皮下出血或肿胀、扁桃体摘除术后出血、高热和牙痛等。慢性炎症或深部组织有化脓时均不宜冷敷，以免使局部血流量减少，影响炎症的治疗，凡对冷过敏者，忌用冷敷。常见的冷敷部位如下。

2.常用的冷敷方法

常用的冷敷方法有湿冷敷法、冰袋法、酒精擦浴法等。

（1）湿冷敷法的护理步骤。

① 将小毛巾折叠成损伤部位大小，放在冰水或冷水中浸湿，拧成半干（以不滴水为度），敷盖于患部。

② 每隔3～5分钟更换一次，连续敷15～20分钟（最好有两块小毛巾交替使用）。

温馨提示

如用于降温时，除头部冷敷外，还可在腋、肘、膝窝和腹股沟等大血管处同时用冷毛巾湿敷。

（2）冰袋法的护理步骤。

① 将冰块砸成核桃大小，放于盆中用冷水冲融冰块的棱角，以免损坏冰袋或使人感到不适。

② 按冰袋容量，放入1/3袋冰块、1/3的冷水。

③ 将冰袋平放于桌上，一手提高冰袋口，另一手轻压袋身，以排出袋内空气，将盖拧紧、擦干，袋外用毛巾或布套包裹，放在病人需冷疗的部位。

温馨提示

高热病人可敷头部（前额）或体表大血管处，如颈部两侧、腋下、腹股沟等处。枕后、耳郭、阴囊处不宜冷敷，以防冻伤。心前区忌冷敷，以防心律失常。腹部忌冷敷，以防腹泻。足底忌冷敷，以免反射性末梢血管收缩，影响散热。麻疹、风湿性关节炎和体质很差的病人忌冷敷。

若无医用冰袋，也可用家用热水袋或双层塑料袋代替使用。

④ 冷敷后要经常观察，询问病人局部有无麻木感，局部皮肤颜色有无改变。如有，应暂停冷敷。

（3）酒精擦浴法的护理步骤。酒精具有挥发性及刺激皮肤血管扩张的作用。因此，在擦浴时可吸收和带走大量的热量，是一种散热能力很强的方法，多用于高热病人。

① 准备工作。

◆ 兑酒精。将100毫升95%的酒精加水200毫升，配制成浓度为30%左右的酒精溶液；用70%的酒精加水至1倍，也可用60度白酒加水至1倍（即60度白酒150毫升，加水150毫升）。

◆擦浴前先置冰袋（或湿冰小毛巾）于头部，露出一侧上肢，下垫大毛巾，操作者将浸透酒精溶液的小毛巾拧至半干，缠在手上呈手套式样擦浴。

温馨提示

擦浴过程中如病人寒战（发抖），面色苍白，脉搏或呼吸异常，应立即停止操作，并给服热饮料。禁擦前胸区、腹部、颈后、足底，以免酒精的刺激引起末梢血管收缩影响散热。擦至腋下、肘窝、腹股沟、膝窝等大血管附近时要稍停留，以提高降温效果。在酒精擦浴降温的同时，要避免过多暴露病人身体，以免受凉。

②操作步骤。

◆擦上肢。以离心方向边擦边按摩，自颈部（侧面）沿上臂外侧擦至手背；自侧胸经腋窝沿上臂内侧擦至手掌。擦毕用大毛巾擦干皮肤，用同样方法擦另一侧上肢。每侧上肢各擦3分钟。

◆擦下肢。露出一侧下肢，垫上大毛巾，从髂骨开始沿大腿外侧擦至足背，再从腹股沟沿大腿内侧擦至脚心，然后从腰、腘窝擦至足跟。擦完用大毛巾擦干皮肤，用同样方法擦另一侧下肢。每侧下肢各擦3分钟。

◆擦完后为病人穿好衣裤或盖被。

◆擦浴半小时后测量体温、脉搏、呼吸，如体温降至38.5℃（肛温39℃）以下，应撤去头部冰袋。

10.6 热敷法

热敷可扩张血管，加快血流，使肌肉、肌腱、韧带松弛。可解除因肌肉痉挛、强直而引起的疼痛（如胃肠痉挛、腰肌劳损等），增加血液循环，加速渗出物的吸收，促进炎症的消散，有消炎退肿的作用，还可解除因肠胀气引起的疼痛以及尿潴留等。

1.热水袋法（干热敷法）

（1）适用范围。常用于解痉、镇痛、保暖。常见的热敷部位如下。

但以下情况不能热敷。

① 脏器出血、软组织挫伤、扭伤或砸伤初期（前三天）忌用热敷。

② 急性腹痛诊断未明前不宜热敷。

③ 面部三角区感染化脓、皮肤湿疹、细菌性结膜炎均禁忌热敷。

温馨提示

无热水袋时也可用葡萄糖空瓶或塑料壶（瓶）代替，只要遇热水不变形、不漏水就可以用。也可把盐、米或沙子炒热后装入布袋内，代替热水袋热敷。温度要控制在50℃之内，并应多包一块大毛巾或放于两层毯子之间，随温度而增减。

（2）施热时间。一般每次热敷20～30分钟，每天3～4次。

（3）操作步骤。

① 将冷、热水共同倒入搪瓷罐内，要求水温为50℃（用水温计调节较为准确），然后灌入热水袋内，灌入量为热水袋容量的1/2～2/3。

② 排出袋内空气，拧紧塞子，擦干后倒提热水袋看是否漏水，最后装入布套中或用毛巾包裹，放于病人需要热敷的部位。

③ 观察放置热水袋的部位，防止烫伤。如有皮肤红肿，应立即停止使用，并在局部涂上凡士林保护皮肤。

2.湿热敷法

（1）适用范围。常用于消炎、镇痛。

（2）操作步骤。

① 将橡胶单（或塑料布）和毛巾垫在湿热敷部位下面，在需要热敷的皮肤局部涂以凡士林（或涂食用油，其范围要大于热敷面积），然后盖上一层纱布。

温馨提示

施热过程中应加强观察，要慎防烫伤；对有伤口的部位进行热敷时，应注意无菌操作，敷后伤口应换药；热敷面部者，敷后半小时内不宜外出，以防感冒。

② 将浸在热水里的小毛巾拧干（以不滴水为度），用手腕部试温，以不烫手为宜，折叠后敷于病人患处，上面加盖干毛巾保温。

在患部不忌压的情况下，还可用热水袋放置在小毛巾上，再盖上大毛巾保湿则效果更佳。

③ 3～5分钟更换一次，一般连续热敷15～20分钟。

④ 热敷完毕，揭去纱布，擦去凡士林，穿好衣服。

3.注意事项

（1）不管用哪一种方法，都应注意防止烫伤，尤其是昏迷病人、老人及有瘫痪、糖尿病、肾炎等血液循环不好或感觉不灵敏的病人，使用热敷时，应随时检查局部皮肤的变化，如发红、起泡时，应立即停止。

（2）热敷作为配合疗法适用于初起的疖肿、麦粒肿、肌炎、关节炎、痛经、风寒引起的腹痛及腰腿痛等。但是，当急腹症未确诊时，如急性阑尾炎，面部、口腔的感染化脓，各种内脏出血，关节扭伤初期有水肿时，都禁用热敷。

第11章

老人心理
健康护理

11.1 老人心理的变化

1.衰老引起的心理变化

老人随着年龄的增加，大脑逐渐萎缩，脑细胞数量逐渐减少，其记忆力、逻辑推理和抽象思维能力均有不同程度的下降。而且随着年龄的增加，性格和情绪的改变日趋明显。

（1）小心谨慎。人到老年，做事时常为追求准确性而导致处理问题的速度明显放慢，常小心谨慎，不愿冒险。

（2）墨守成规、固执。老人因墨守成规而对许多事情看不顺眼，感觉不满而不能控制自己的情绪，常常大发脾气；由于坚持不改长期形成的习惯和行为方式，而显得刻板、偏执，很难根据实际情况加以改变，且不愿承认自己的不足，常常不能适应新生事物和新的环境。

（3）自私、多疑。老人由于视力、听力及记忆力减退，会变得自私、多疑、好猜忌，对周围的人不信任。在自私、多疑的基础上，容易产生偏见，常常不顾事实，不能听从别人的劝说、解释。

（4）消极、悲观。人进入老年期后，各脏器组织的功能都在减退，如视力、听力、记忆力、运动能力减退，思维反应速度减慢等，老人感觉到这些变化后，容易产生消极悲观情绪，从而变得沉闷、少言、少动、忧郁，严重者甚至形成病理性老年抑郁症。

（5）自卑、自责。人进入老年期后，常常回忆自己的过去，当发现一系列目标未达到或计划未能实现时，常常归罪于自己能力不足。且年老后，视力、听力、记忆力、思考能力、运动能力已减退，已无能力来改变这种现状，对此无可奈何，从而自怨自责，显出沮丧和心灰意冷的状态，形成自卑、自责的心理特点。

（6）情绪波动。老人由于个人遭遇、精神压力的影响及智力和活动能力的减退，情绪波动明显，常常不能调控自己的情绪，有时急躁易怒，有时焦急不安，有时悲观忧郁。情绪的波动常常影响或加重老人的身心疾病。

（7）死亡恐惧。死亡是老人不可避免要考虑和面对的问题，尤其是在配偶、朋友、同事去世后，老人的心中就会经常想到死亡的问题，有时甚至会产生明显的恐惧心理。

2.环境因素引起的心理变化

（1）工作、生活环境引起的心理变化。人随着年龄的增长，各方面都会逐渐衰老，生理功能减退，记忆力减退，思考能力、工作效率降低，工作压力较大，甚至有力不从心之感，难以适应新的工作环境，因此容易产生心理障碍。另外，现代生活常使老人尤其是城镇老人独处独居，与邻居、亲友交往减少，产生孤独、悲忧情绪，从而加速衰老

或导致精神障碍的发生。

（2）离、退休引起的心理变化。每个城镇老人几乎都要遇到离、退休的问题。老人由于长期的工作、生活磨炼，已经形成比较固定的心理状态及生活方式和习惯。离、退休突然改变了老人原有的工作、生活习惯，对老人而言，无论其是否愿意离、退休，或是否有心理准备，在离、退休前后一段时间内，均会对老人的心理变化产生不同程度的影响，形成所谓的"离、退休综合征"，可表现为坐卧不安、无所适从、注意力不集中，感到抑郁孤独、烦躁不安、焦虑不宁、偏执、多疑，有时可伴有头痛、头晕、心悸、胸闷、失眠、多梦等不适。

3.躯体疾病引起的心理变化

身体的健康状况和心理、精神的健康既相辅相成，又互相影响。身体健康，则精力充沛、精神愉快、心情舒畅，心理状态稳定而健康。躯体有病，则精神不振，心理负担加重。老人生理功能逐渐减退，各系统疾病相继出现，明显影响老人的身心健康。

老人发病率和死亡率最高的是心脑血管病、肿瘤以及其他系统疾病，如呼吸系统疾病所致的呼吸困难、心肺功能衰竭，消化系统疾病所致的胃肠道不适，饮食、大便障碍，糖尿病的各种并发症，骨质疏松症所致的骨痛、骨折等多种老年疾病。这些疾病本身引

起的痛苦及伴随这些疾病所出现的活动受限、生活自理困难，以及给家庭、社会带来的负担感增加，会使老人的情绪、性格明显受到影响，容易变得悲观、忧郁、焦虑、急躁，情绪波动明显，同时可影响到老人的记忆、思维、运动能力，使其记忆减退、反应迟钝、动作迟缓。如没有正确的心理调节，有可能导致病理性抑郁、焦虑、躁狂症及老年痴呆症、老年性精神病的发生。

11.2 老人心理健康的标准

国内外尚没有统一的心理健康标准。

我国著名老年心理学专家许淑莲教授把老人心理健康的标准概括为5条。

（1）热爱生活和工作。

（2）心情舒畅，精神愉快。

（3）情绪稳定，适应能力强。

（4）性格开朗，通情达理。

（5）人际关系适应强。

国外专家则针对老人心理健康订出10条参考标准。

（1）有充分的安全感。

（2）充分了解自己，并能对自己的能力做出恰当的估计。

（3）有切合实际的目标和理想。

（4）与现实环境保持接触。

（5）能保持个性的完整与和谐。

（6）具有从经验中学习的能力。

（7）能保持良好的人际关系。

（8）能适度表达与控制自己的情绪。

（9）在不违背集体意识的前提下有限度地发挥自己的才能与兴趣爱好。

（10）在不违反社会道德规范的情况下，能适当满足个人的基本需要。

综合国内外心理学专家对老人心理健康标准的研究，结合我国老人的实际情况，老人心理健康的标准可从以下几个方面进行界定。

1.认知正常

认知正常是人正常生活最基本的心理条件，是心理健康的首要标准。老人认知正常体现如下。

（1）感觉和知觉正常，判断事物基本准确，不发生错觉。

（2）记忆清晰，不发生大的遗忘。

（3）思路清楚，不出现逻辑混乱。

（4）在平时生活中，有比较丰富的想象力，并善于用想象力为自己设计一个愉快的奋斗目标。

（5）具有一般的生活能力。

2.情绪健康

心理健康的老人能经常保持愉快、乐观、开朗而又稳定的情绪，并能适度宣泄不愉快的情绪，通过正确评价自身及客观事物而较快稳定情绪。

思维能力，丰富精神生活，正确认识社会现状，及时调整自己的行为，使心理行为能顺应社会改革的进步趋势，更好地适应环境，适应新的生活方式。

5.行为正常

能坚持正常的生活、工作、学习、娱乐等活动，其一切行为符合自己年龄特点及在各种场合的身份和角色。

6.人格健全

（1）以积极进取的人生观为人格的核心，积极情绪多于消极情绪。

（2）能够正确评价自己和外界事物，能够听取别人意见，不固执己见，能够控制自己的行为，办事盲目性和冲动性较少。

（3）意志坚强，能经得起外界事物的强烈刺激：在悲痛时能找到发泄的方法，而不至于被悲痛所压倒；在欢乐时能有节制地欢欣鼓舞，而不是得意忘形和过分激动；遇到困难时，能沉着地运用自己的意志和经验去

3.关系融洽

人际关系融洽与否，对人的心理健康影响较大。融洽、和谐的人际关系表现如下。

（1）乐于与人交往，能与家人保持情感上的融洽并得到家人发自内心的理解和尊重，并且有知己的朋友。

（2）在交往中保持独立而完整的人格，有自知之明，不卑不亢。

（3）能客观评价他人，取人之长，补己之短，宽以待人，友好相处。

（4）既乐于帮助他人，也乐于接受他人的帮助。

4.环境适应

老人能与外界环境保持接触，虽退休在家，却能不脱离社会，通过与他人的接触交流，通过电视、广播、网络等媒体了解社会变革信息，并能坚持学习，从而锻炼记忆和

加以克服，而不是一味唉声叹气或怨天尤人。

（4）能力、兴趣、性格与气质等各心理特征和谐而统一。

11.3 老人心理健康护理

1. 多注意观察老人的细微行为和语言

老人往往比较内敛，有心事或者有情绪，往往都会习惯性地压抑着，不容易被观察到，但是这并不是说就不能观察到。很多时候，通过老人细微动作的改变，如节奏、力度、伴随精神状态等，还有语言上的细节，如轻轻叹气、停顿、语气不同寻常的抑扬顿挫等，可以观察到他们内心的实际情绪。护理员在日常照料、陪伴的同时应注意观察，与老人及时地交流，委婉地沟通，了解老人内心比较隐蔽的不良情绪，科学地分析其根源，采用开心快乐的方式，让老人在不知不觉间化解自身的不良情绪。

2. 多与老人沟通

沟通是心理护理的重要技巧。与老人沟通是指养老护理员与老人通过语言、姿势、表情等交换意见、感情与态度的过程，以使双方相互理解、相互支持。

孤独感是目前很多老人容易产生的，会直接影响老人的心情。同时，老人回忆过去的很多带有感情色彩的事情，也会进一步影

响老人的情绪，因此，护理员应注意与老人的沟通，尤其是对于独自居住的老人更应该多创造与老人沟通的机会。

相关链接

与老人沟通的注意事项

护理员与老人沟通时应注意以下内容。

（1）沟通的态度要真诚、友善，要有礼貌，并以老人习惯或喜欢的方式进行，使老人感到真诚、被关注和尊重。

（2）倾听老人诉说时专心、耐心，不要东张西望，心不在焉。

（3）与老人说话时语句要简短、扼要，言语要清晰，措辞要准确，语调要平和，声音不要太高。

（4）谈话时要面对老人，以便相互之间能看到对方的面部表情，以增强沟通的效果。

（5）向老人询问时，要把问题说得简单、清楚。

（6）与老人交谈中不断核实自己是否准确理解了老人要表达的意思，如果没听清楚老人的话，可请老人再说一遍。

（7）当老人心情不好、生病或感到害怕、恐惧时，应陪伴老人并适当地运用触摸方式安抚老人，如握着老人的手等，但不要抚摸老人的头，因为这样做可能触犯老人的尊严。

（8）及时用点头、微笑或语言向老人反馈自己的感受，同时也要学习适当地接受来自老人的触摸。

（9）不要在老人能看见的地方与其亲友或工作人员窃窃私语，以免使老人误解而引发矛盾。

（10）与老人谈话应以对成年人同样的平等方式进行，不可使用像对待孩子一样的语言与老人沟通，否则会使老人的自尊心受到伤害。

（11）如老人表达出的意见不正确，不可立即反驳、纠正或与老人争论，以免使老人困窘和不满。

（12）在沟通中若遇老人一时回想不起来的语句，可适当给老人以提示。

3. 尊重与理解老人

即尊重与理解老人的生活方式和习惯，尊重老人的独立个性。老人的不良情绪有一部分来自别人的或者是家属的不理解和排斥。老人们都有几十年的生活经验，并形成了自己的个性、生活方式和习惯。

护理员要提醒其子女，尊重老人的选择，不必强求他们一定按照子女的生活方式和习惯去生活。有一些老人有不良的习惯或方式，也应该以能够让他接受的方式和方法，多和老人沟通，力求解决问题，而不是一味强求。

4. 提倡老人进行适当的自我调节

老人是有自尊的，有的还极好面子，比较好强。从一定程度上讲，老人和孩子有相似之处。他们不愿意在儿孙或者外人面前暴露自己不痛快、抵触、焦虑、烦躁等各种不良的情绪。因此，护理员在照顾老人的同时应满足老人自尊自主的需求。

通过适当的方法，如在与老人的沟通中，不经意间多提出自我调节情绪、疏导情绪的方法，以及恶劣情绪对健康有不利影响等。

5. 注意药物心理效应

用药过程既有生理效应，又有心理反应，因此，护理员要了解、熟悉所用药的药理作用、副作用、最佳用药时间以及老人的服药心理，采取适当的用药方法，力争使药物的生理效应与心理效应达到最完美的结合。

6. 熟练护理技术与技巧

护理员除应虚心接受医护人员的指导，学习有关护理技巧和技术外，还应主动阅读有关科普书籍，了解老人的感受，不断提高自身的护理水平，以增强老人的安全感。

7.鼓励老人参加文体、社会活动

根据老人的兴趣、爱好、能力及身体状况，积极创造条件，让他们参加多种文娱活

动（如看电视、听音乐等）和体力锻炼，如有可能，还可参加力所能及的某些社团活动。这既有利于陶冶情操，增强自信心，又可减轻心理焦虑、紧张和孤独感，保持心情舒畅，还有利于防止因久病卧床引起的肌肉萎缩。

8.开展健康教育

尽可能向老人介绍阅读有关书籍或讲解有关疾病防治的知识，使他们通过所学知识及本身对疾病的感受，加深对疾病的认识，减少不必要的疑虑和茫然，能及时发现病情的变化和某些并发症的先兆，由被动治疗转向主动积极配合医生参与治疗。

第12章

老人临终护理

12.1 临终和临终关怀的定义

一般由于疾病末期或意外事故造成人体主要器官的生理功能趋于衰竭，生命活动走向完结，死亡不可避免将要发生的时候，可称为临终，是生命活动的最后阶段。通常指诊断生命只有6个月或不足6个月的病人。

临终关怀主要是运用医学、护理学、社会学、心理学等多学科理论与实践知识为临终患者及其家属提供的全面照护，其目的是使临终患者能够舒适、安详、有尊严、无痛苦地走完人生的最后旅程，同时使临终患者家属的身心得到保护和慰藉。

12.2 临终老人的生理护理

1.护理的基本要求

（1）创造清洁、整齐、舒适的休息环境。

◆温度、湿度适宜。保持室内空气新鲜，冬季温度以20～22℃为宜，相对湿度以50%～60%为宜，根据老人的需要和天气的变化，可以做适当调整。

◆通风。病室每日要开窗通风，通风时不要直吹老人，如居室位置不好安排，靠窗边的老人容易吹风，可用窗帘遮挡。

◆清洁居室。内、外卫生间按时洗刷，防止异味。床单、被套应随时清洗更换，便器不要放在床边，用后及时倾倒；有引流者，应在规定时间更换引流用具。

◆物品。摆放整齐，暂时不用的衣物存放在衣柜内或由其家属带回；室内应适当放置一些花卉，给老人一种温馨、舒适感。

◆安静。护理人员和家属应随时保持环境的安静，做到"四轻"，不要在老人面前随便议论病情或他人病情；尊重老人的要求，不要与老人发生争执。

（2）皮肤护理。保持床铺、床单、被套清洁、平整、干燥，发现被污物弄脏后，应及时更换；对于尿失禁者应给予留置导尿；老人皮肤出汗时应及时擦干并更换衣服；随时保持老人皮肤清洁、干燥；不要使用破损的便器，无论老人是否正常大便或便失禁，都要每1～2小时及便后为老人翻身或更换体位一次，必要时可用各种护垫加以保护，防止压疮的发生；做到"五勤"；经常为老人洗头，一般每周2次；为老人沐浴或擦身每周1～2次，天热时应每天擦洗；每日清洁会阴1次；每晚用热水为老人泡脚。

（3）口腔卫生。每日应给老人至少洗漱3次，并应在每次进食后协助老人漱口；危重老人应及时做好口腔护理。

（4）保证足够的出入量。根据老人病情，可采取自行进食、喂食、管饲，对老人所进的食物、水分要详细记录。要严密观察老人的出入量，如尿量、痰量、出汗量及大便次数等。卧床老人出现大便困难时，可根据情况应用开塞露或灌肠。男性老年人因前列腺肥大，造成排尿困难、排尿次数增多现象，在老人排尿时一定要耐心等待；女性老年人因尿道括约肌松弛，容易因咳嗽、喷嚏而遗尿，应及时更换内裤或尿布。

（5）饮食护理。给予临终老人营养丰富，易于咀嚼、消化、吸收的食物；需要帮助时，一定要注意其速度、温度，以防呛噎或烫伤老人；老人需要鼻饲时，应注意观察管道是否通畅，保持食物、鼻饲物品的清洁卫生。

2.不同类临终老人的护理

（1）输液老人的护理。为了治疗疾病或补充体内营养，需要为老人输入液体时，要按护理常规的要求，观察输液情况。需要仔细观察输液的部位，经常注意针眼处有无水肿、渗血和管道接头漏水；要注意滴注的速度，一般每分钟滴注的速度不得多于60滴，以每分钟30～40滴为宜。特殊情况下，要根据滴注的药物而定速度，或遵照医嘱执行；随时观察老人输液的反应，如有心悸、气促或其他不良反应，应及时通知医生给予处理。

（2）对谵语和躁动老人的护理。临终老人由于大脑软化和临终前大脑抑制功能降低，可出现谵语和躁动，也可是病情危重的象征。对这类老人应加强保护，注意安全，床边加用防护栏，以免躁动时发生坠床、摔伤；有谵语时，最好请家属共同陪伴老人，并给予家属安慰。有躁动时，还应防止输入液体的导管被脱出。

（3）对患晚期癌症的老人的护理。要协助医护人员按计划给予患者服用止痛剂，同时做好心理安慰工作。患者疼痛有出汗、烦躁时，要及时擦干汗液、更换内衣，并加强防护，防止发生意外。

3.密切观察体温、脉搏、呼吸的变化

要遵照医嘱，及时为临终老人测量体温、脉搏、呼吸，发现异常时，及时报告医生，如果患者体温持续偏低，维持在36℃以下，并且脉搏细弱、呼吸节律不齐，或出现呼吸暂停，血压持续偏低，收缩压低于90毫米汞柱，这都是生命垂危的表现，应引起高度重视；当患者出现呼吸异常时，应立即给予氧气吸入；为保持呼吸道通畅，备好吸引器。

12.3 临终老人的心理护理

在临终这一阶段，老人的心态变化较复杂，往往出现否认、愤怒、协议、抑郁、接受五个时期。无论哪个时期，在满足老人基本生理需要的基础上，都应尽量满足老人的心理需要。心理反应过程因人而异，五个阶段发生的时间和顺序并没有一定的规律，有时会同时发生，有时会重复发生，或停留在某个阶段。

1.否认期

在否认期，老人的表现如下：

当老人知道自己病重面临死亡时，内心痛苦，否认，不相信、不接受现实。否认期持续时间因人而异。

其护理措施如下。

（1）护理员应具有真诚、忠实的态度，不要揭穿病人的防卫机制，也不要欺骗病人，让病人告诉你他所知道的情况。坦诚、温和地回答病人对病情的询问，且注意医护人员对病人病情的言语一致性。

（2）经常陪伴在病人身旁，仔细倾听，适当表达同情。让病人知道你愿意和他一起讨论他所关心的问题，更重要的是让他感到他并没有被抛弃，时刻受到护理员的关心。

（3）在与病人沟通中，护理员要注意自己的言行，尽量使用对方自己的话，在交谈中

因势利导，循循善诱，使病人逐步面对现实。

2.愤怒期

在愤怒期，老人的表现如下。

老人知道自己的病预后不佳，内心恐惧、绝望，无法接受，常迁怒于人，力争将自己的情绪转向他人。

其护理措施如下。

（1）尽量让病人表达其生气，让病人有宣泄情感的机会，并将病人发怒看成是一种有益健康的正常行为，在适当的时候陪伴病人，使其不致认为你是因为他生气而离开他的。也不必觉得必须回答哲学上的问题，如"为什么上天如此对我"等。

（2）做好病人家属的工作，给予病人宽容、关爱和理解。

3.协议期（讨价还价期）

在协议期，老人的表现如下。

老人经过一段时间的心理适应，暂时由愤怒转为平静。为了延续生命，老人开始关注自己病情并抱有希望，积极配合治疗。

其护理措施如下。

应尽可能满足病人的要求，即使难以实现，也要做出积极努力的姿态。

4.抑郁期

在抑郁期，老人的表现如下。

老人知道自己身体状况逐渐恶化，向死亡临近，会失落、伤感、哭泣等。

其护理措施如下。

（1）护理员应多给予同情和照顾，经常陪伴病人，允许其用不同方式宣泄情感，如忧伤、哭泣等。

（2）给予精神支持，尽量满足病人的合理要求，安排亲朋好友见面、相聚，并尽量让家属陪伴身旁。

（3）注意安全，预防病人的自杀倾向。

（4）若病人因心情忧郁忽视个人清洁卫生，护理员应协助和鼓励病人保持身体的清洁与舒适。

5.接受期

在这个阶段，老人的表现如下。

老人对即将面临的死亡有所准备，开始处理一切未完事宜。身心极度疲劳衰弱，常处于嗜睡状态，平静。

其护理措施如下。

（1）尊重病人，不要强迫与其交谈，给予临终病人安静、明亮、单独的环境，减少外界干扰。

（2）继续保持对病人的关心、支持，加强生活护理，让其安详、平静地离开人间。

12.4 濒临死亡的体征观察

1.濒临死亡期（临终状态）

濒临死亡期是一种临终状态，此期各个系统的功能出现严重障碍，表现为意识模糊或消失、反应迟钝、心跳减弱、血压下降、呼吸微弱或出现潮式呼吸。潮式呼吸是指由浅慢到深快，再由深快到浅慢的呼吸，之后呼吸暂停一段时间，再开始上述新的周期性呼吸。

2.临床死亡期

心跳、呼吸完全停止，瞳孔散大固定，各种反射消失。大脑处于深度抑制状态，机体内各种组织细胞仍有微弱而短暂的代谢活动（持续5～6分钟）。

3.生物学死亡期

生物学死亡期是死亡过程的最后一个阶段，指全脑死亡、细胞死亡或分子死亡。此期人体的整个中枢神经系统和各个器官的新陈代谢相继停止，机体不能再复活。即呼吸、心跳停止后大脑的死亡。会发生尸冷、尸斑、尸僵、尸体腐败的相应变化（死后6～10小时出现）。

12.5 尸体护理

尸体护理的目的是保持尸体清洁、姿势良好，以维持良好的尸体外观；使尸体易于辨认；使家属得到安慰，减轻哀痛。

1.用物准备

治疗车上层准备：尸袍（或尸体衣裤）、

尸单、血管钳、不脱脂棉球、剪刀、尸体识别卡3张、梳子、松节油、绷带、毛巾、弯盘，有伤口者备换药敷料，必要时备隔离衣、手套（护理传染病死亡者）等。

治疗车下层准备：面盆、热水等。

2.实施步骤

（1）洗手、戴口罩，填写尸体识别卡。

（2）备齐用物携至床旁，可减少多次进出病房而引起家属的不安，向家属解释并劝其离开。

（3）房用屏风遮挡，可维护死者的隐私或影响同病室其他病人的情绪。

（4）撤去一切治疗用物（如输液管、氧气管、导尿管等），将床放平，使尸体仰卧，头下置一个枕头，可防止面部瘀血变色。

（5）取出棉胎，用被套遮盖尸体，减少暴露。

（6）洗脸，闭合口、眼。若眼睑不能闭合，可用毛巾热湿敷或上眼睑下垫少许棉花，使上眼睑下垂闭合。嘴不能闭紧者，轻揉下颌或用四头带托起下颌。

（7）有义齿者代为装上，可避免脸型改变，使脸部稍显丰满，维持良好的外观。

（8）用血管钳夹取棉花填塞口、鼻、耳等。

（9）脱去衣裤，用热水依次擦净上肢、胸、腹、背部和下肢，如有胶布痕迹，用松节油擦净。

（10）有伤口者更换敷料，有引流管者应拔出引流管，缝合伤口或用蝶形胶布封闭并包扎。

（11）用血管钳夹取棉花填塞肛门、阴道等孔道，防止体液外溢，注意棉花不得外露。

（12）将一张尸体识别卡系在尸体右手腕部，穿上尸袍（或尸体衣裤），为死者梳头。

（13）用尸单包裹尸体，尸单上下两角遮盖头部和脚，再用左右两角把尸体包严。

（14）用绷带在胸部、腰部、踝部固定牢固，将第二张尸体识别卡缚在尸体腰前的尸单上，便于尸体运送及识别。

（15）移尸体于平车上，盖上大单，送往太平间。

（16）处理床单。

（17）整理病历，完成各项记录。

（18）整理病人遗物交家属，若家属不在，应由两人清点后，列出清单交护士长保管。